体格检查图解

U0221448

主　编　石淑文

副主编（文字）张　敏

副主编（图像）周舒扬　郑蕴钰

主　审　胡申江　张晓明

ZHEJIANG UNIVERSITY PRESS
浙江大学出版社

图书在版编目（CIP）数据

体格检查图解 / 石淑文主编. — 杭州 : 浙江大学
出版社，2021.8（2025.3重印）
ISBN 978-7-308-21645-6

Ⅰ．①体… Ⅱ．①石… Ⅲ．①体格检查－图解 Ⅳ.
①R194.3-64

中国版本图书馆CIP数据核字(2021)第156592号

体格检查图解

石淑文　主编

责任编辑	张　鸽(zgzup@zju.edu.cn)
责任校对	季　峥
封面设计	续设计-黄晓意
出版发行	浙江大学出版社
	（杭州市天目山路148号　　邮政编码　310007）
	（网址：http://www.zjupress.com）
排　　版	杭州林智广告有限公司
印　　刷	浙江省邮电印刷股份有限公司
开　　本	787mm×1092mm　1/16
印　　张	10.5
字　　数	224千
版 印 次	2021年8月第1版　2025年3月第4次印刷
书　　号	ISBN 978-7-308-21645-6
定　　价	98.00元

序

　　体格检查是每一位临床医生必须掌握的基本技能。此项技能实践性强，对于临床医学专业的医学生来说，掌握此项技能有一定的难度，而其难度在很大程度上取决于如何掌握正确的基本手法。

　　记得许多年前，我刚开始学习临床体格检查时，发现有时难以通过书本中的文字理解某些检查的具体手法以及对一些异常体征做出正确的判断。当时，无意中获得了一本体格检查图谱，为我学习此项技能提供了很大的帮助，至今印象深刻。多年后，我进入人民卫生出版社的全国高等学校教材《诊断学》编委会，参编《诊断学》教材。在编写中，我们除了注意文字描述的简洁明了，避免读者产生歧义外，也注意提供体格检查图谱，便于读者理解。

　　本书主编石淑文主任医师具有 30 余年临床工作经验，自 2009 年 10 月起一直负责和主持浙江大学医学院标准化病人（standardized patient，SP）的招聘、培训、管理以及 SP 教学和考试工作。SP 现在已经广泛应用于临床技能（病史采集、体格检查和医患沟通等）的教学和考试中，SP 的培训质量直接影响 SP 的教学效果和考试质量。因为 SP 来自各行各业，没有医学知识，所以体格检查是 SP 培训过程中的难点。《体格检查图解》以图谱为主（很多是以往诊断学书中没有的），结合简要的文字描述，虽然篇幅不大，但提供的知识丰富，可以使读者在较短的时间内学习到体格检查的基本要点。本书不仅为没有医学和解剖学知识的 SP 提供了一本很好的培训教材，而且也便于医学生自主学习和反复查阅，可以成为临床医学专业学生、住院规范化培训医生的体格检查教材，也可以是教师进行临床教学的指导用书。

胡申江

2021 年 7 月 20 日

前　言

F O R E W O R D

　　一名合格的医生不仅需要有丰富的医学理论知识和很强的逻辑思维能力，还需要有熟练的病史采集、体格检查、手术操作等临床技能以及良好的医患沟通能力。临床技能和医患沟通能力是需要通过不断实践、不断练习才能掌握和熟练运用的。

　　体格检查是每位医生必须掌握的一项临床技能，因此它是诊断学课程的主要内容之一，也是医学生成长过程中各个阶段的临床技能综合考试的主要内容之一（如临床实习前、本科毕业考试、研究生结业考试、住院医师规范化培训结业考试等），也是国家执业医师资格考试的主要内容之一。

　　医学生学习体格检查和相应的医患沟通技巧，只是通过老师上课、学生互练、应用模拟人练习等肯定是远远不够的，必须要在病人身上反复练习。但鉴于各种客观原因，如学生数量比较多、要考虑病人的安全以及各种疫情防控的需要等，医学生在真实病人身上练习体格检查和相应的医患沟通技巧已经越来越困难了。对此，采用标准化病人（standardized patient，SP）可以帮助解决困难。

　　SP 是指接受过系统性、规范化培训，能恒定、逼真地模拟临床病症的人。SP可以扮演各种各样的病人，可以让学生置身于类似真实的临床模拟场景中，可以解决病人就医与医学教育之间的矛盾，可以训练医学生的医患沟通能力并培养其人文素养。另外，医学生在 SP 身上练习临床技能允许犯错误，而 SP 则可以及时给予指导和纠正。因此，SP 不仅是病人，而且也是老师，这也是在临床技能（病史采集、体格检查和医患沟通）教学中越来越多地采用 SP 的原因。

　　要提高 SP 模拟病人的真实性，提高 SP 评估和反馈指导的能力和水平，必须加强对 SP 的培训，让 SP 理解和掌握相关临床技能的内容和技巧。只有 SP 充分理解和掌握病史采集、体格检查等方面的内容和技巧，才能发现医学生在操作过程中的不足或错误，并予以指导和纠正。

　　我们在给 SP 进行体格检查相关知识培训的过程中发现，因为 SP 来自各行各业，大多数没有学过人体解剖学和其他医学知识，不了解人体脏器的位置和功能，不能很好地理解体格检查项目的操作方法和检查结果，所以经常需要 SP 培训师反复讲解或想办法找各种资料、图谱等给 SP 阅读和浏览，比较麻烦，也很费时费力。

　　鉴于此，我们编写了《体格检查图解》一书。为了便于学习和记忆，除了对体格检查的内容按系统或部位分别进行编写外，还分别提供了各个系统或部位的体格检查纲要。为了更容易理解和掌握规范的体格检查方法，书中配了 250 多张相应的体格检查方法示意图和脏器解剖结构图（大多数是本书编者拍摄的照片，少数扫描自医学宣传挂图，或参考人民卫生出版社的教材或互联网来源的图片等作的图）。另外，本书还专门针对医学生在体格检查练习过程中的一些常见问题提供了解决方法和建议。我们希望本书能为 SP 培训提供方便，同时也便于 SP 自己阅读和学习；还有，医学生在学习体格检查技能时也可以将本书作为参考书之一。

　　本书在编写和出版过程中得到了浙江大学本科生院和医学院教学办公室的资助；得到了浙江大学医学院诊断学教研组全体老师的鼎力相助（特别是王一红等老师）；得到了浙江大学医学院 SP 团队的专家和 SP 的帮助（特别是潘淑静、吴政等老师）；在图片制作上，周舒扬和郑蕴钰两位老师给予了很大的支持；浙江大学医学院诊断学教研组胡申江教授和解剖学教研组张晓明教授还专门对本书内容进行了审核，并提出了很多修改意见和建议等。在此，一并表示最诚挚的感谢！

　　由于时间比较仓促及专业能力有限，书中可能还存在一些错误或者语言表达、图示不够准确之处，希望读者多提意见和建议，积极给予我们反馈和指正，以便我们以后改正和完善。非常感谢！

编者

2021 年 7 月 10 日

于杭州

目 录

CONTENTS

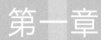

第一章

体格检查概述

体格检查（physical examination）是医生运用自己的感觉器官（如眼、耳、鼻、手等）或借助于传统的、简便的检查器械（如听诊器、叩诊锤、血压计等），客观地了解和评估受检者身体状况的一系列最基本的检查方法。通过体格检查，并结合临床症状和辅助检查，医生可对多数疾病做出相应的临床诊断。

第一节 体格检查前的准备

一、准备和清点器械

常用的体格检查器械有听诊器、血压计、体温计、眼底镜、视力表、压舌板、手电筒、叩诊锤、大头针、卷尺、直尺、棉签、记号笔等，如图 1-1 所示。

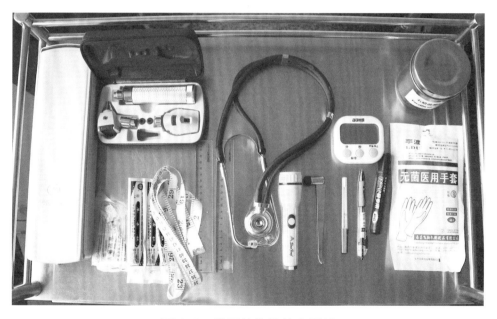

图 1-1　常用的体格检查器械

二、自我介绍和简短交流

检查者应以受检者为中心，仪表端庄，态度和蔼。检查前，应向受检者介绍自己的姓名、职务等，简短说明要做什么检查并征求受检者的同意与配合，还要告诉受检者在检查过程中的注意事项，如果有疼痛或其他不舒服要及时告诉检查者。

三、保证检查环境适宜

检查者应注意环境温度是否适宜，尤其在天气寒冷的季节，要避免受检者在检查过程中受凉；还要注意光线是否适当、环境是否安静等。

教学用的模拟诊室如图 1-2 所示。

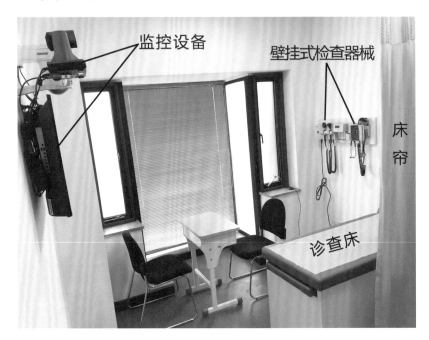

图 1-2　模拟诊室

四、保护受检者隐私

检查者应尊重并保护受检者的隐私，保证检查环境的私密性，要请无关人员离开检查场所或拉好床帘。如果是男医生检查女性受检者，应该有第三人在场，并且第三人最好是女性，如女护士、女陪护人员等。

五、洗　手

检查者在检查前及检查后均应洗手，以避免交叉感染。洗手可以使用流水、洗手液或肥皂进行清洗；也可以使用免洗手部消毒液进行消毒。

洗手或手消毒最好当着受检者的面进行，让受检者知道检查者的手已经清洗或消毒。

洗手一般可采用六步洗手法，但通常需要加第七步，即七步洗手法，详见图 1-3。为了便于记忆，可将七步洗手法简称为"内外夹弓大立腕"。

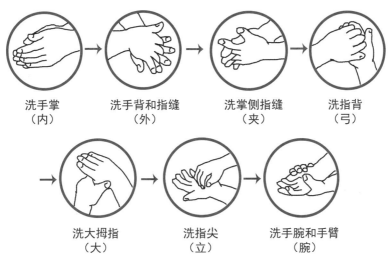

洗手掌
（内）

洗手背和指缝
（外）

洗掌侧指缝
（夹）

洗指背
（弓）

洗大拇指
（大）

洗指尖
（立）

洗手腕和手臂
（腕）

图 1-3　七步洗手法示意

第二节　体格检查基本方法

体格检查基本方法主要有视诊、触诊、叩诊、听诊、嗅诊等。

一、视　诊

视诊就是检查者用眼睛或借助仪器来观察受检者全身和局部表现的方法。

1. 全身视诊

视诊内容包括受检者的一般状态和全身性的体征，如发育、营养、体型和体质、意识状态、面容与表情、呼吸、体位、姿势和步态等。

2. 局部视诊

局部视诊就是观察受检者身体某个局部有无异常表现，以大致了解局部器官有无病变。

二、触　诊

触诊就是检查者通过手掌或手指指腹的触觉，来发现受检者全身和局部体征的方法。按检查的部位和目的不同，检查者可以选用浅部触诊法或深部触诊法，或两者结合应用。

1. 浅部触诊法

浅部触诊法是指以手指掌面，用滑动的方式，对体表浅在部位病变进行检查，如浅表淋巴结、皮下结节、肿块、浅表动脉、静脉、神经、关节、软组织、阴囊和精索等，如图 1-4a 所示。

腹部的浅部触诊用于检查腹壁紧张度、抵抗感、表浅的压痛、肿块、搏动、腹壁上的肿物（皮下脂肪瘤、结节等）和某些肿大脏器等。触诊时，将一手放在被检查部位，用掌指关节和腕关节的协同动作以旋转或滑动方式轻压触摸，压力约为下压腹壁 1 厘米深度，如图 1-4b 所示。浅部触诊常在深部触诊前进行，有利于受检者做好深部触诊检查的心理准备。

对于怕痒的受检者，可以将受检者的一只手放在腹部，检查者的手先放在受检者的手背上面，在检查过程中检查者的手逐渐移离受检者的手背以完成触诊检查，如图 1-5 所示。

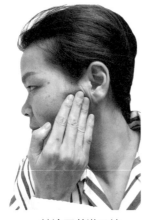 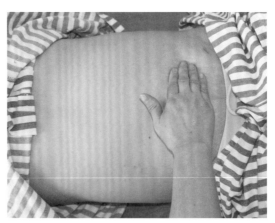

a. 触诊耳前淋巴结　　　　　　　　　b. 浅触诊腹部

图 1-4　浅部触诊法

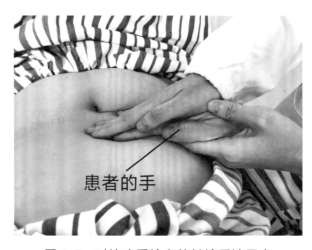

患者的手

图 1-5　对怕痒受检者的触诊手法示意

2. 深部触诊法

深部触诊法主要用于检查和评估受检者腹腔病变和脏器情况。

检查时可用一手（如图 1-6a 所示）或两手重叠（如图 1-6b 所示），由浅入深，逐渐加压以达到深部触诊的目的，触及深度常常在 2 厘米以上，有时可达 4～5 厘米。

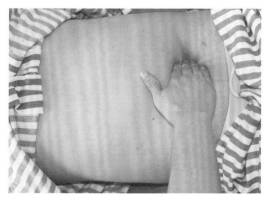

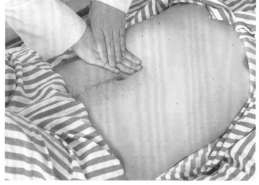

a. 单手深触诊   b. 双手深触诊

图 1-6   深部触诊法

（1）**深部滑行触诊法**：主要用于检查腹腔深部包块和胃肠病变。检查时，嘱受检者张口平静呼吸，或与受检者谈话以转移其注意力，尽量使其腹肌松弛，检查者将右手并拢的二、三、四指平放在受检者的腹壁上，以手指末端逐渐触向腹腔的脏器或包块，在被触及的包块上做上、下、左、右滑行触摸，如为肠管或条索状包块，应向与包块长轴相垂直的方向进行滑行触诊，如图 1-7 所示。

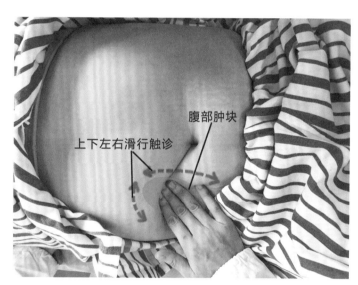

图 1-7   深部滑行触诊法示意

（2）**双手触诊法**：主要用于检查肝、脾、肾和腹腔肿物。检查时，将左手置于被检查脏器或包块的背后部，将右手中间三指并拢平置于腹壁被检查部位，左手将受检部位背后部向右手方向托起，使被检查的脏器或包块位于双手之间，并更接近于体表，有利于右手触诊检查（如图 1-8a 所示）。检查时最好能配合受检者的腹式呼吸。在触诊腹部肿块时，也可以用双手同时在腹壁上触诊，以了解腹部肿块的大小（如图 1-8b 所示）。

（3）**深压触诊法**：主要用于探测腹腔深部病变的部位或确定腹部压痛点，如阑尾压痛点、胆囊压痛点、输尿管压痛点等。检查者用一个或两个并拢的手指逐渐深压受检者腹壁被检查部位；如果有深压痛，则应该再检查一下有无反跳痛，即在手指深压的基础上稍停留片刻，约 2～3 秒，然后迅速将手指抬起（如图 1-9a 和图 1-9b 所示），并询问受检者是否感觉疼痛加重或查看受检者面部是否出现痛苦表情。

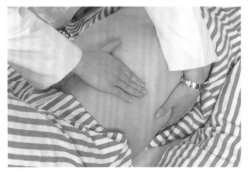

a. 触诊脾脏   b. 触诊腹部肿块

图 1-8 双手触诊法

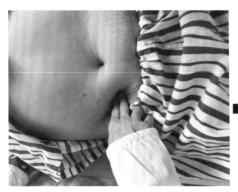 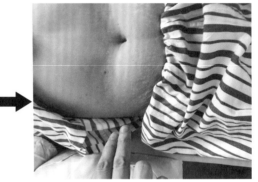

a. 用手指深压腹痛部位并稍停留片刻   b. 迅速将手指抬起

图 1-9 检查反跳痛

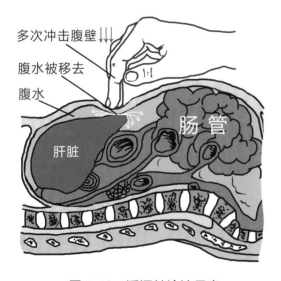

图 1-10 浮沉触诊法示意

（4）浮沉触诊法：又称为冲击触诊法，一般仅用于大量腹腔积液时肝、脾及腹腔包块难以触及者。检查时，右手并拢的食指、中指和无名指三个手指取 70°～90° 角，放置于腹壁拟检查的相应部位，做数次急速而有力的冲击动作。在冲击腹壁时，指端会有腹腔脏器或包块浮沉的感觉。因为在手指急速冲击时，腹腔积液在脏器或包块表面暂时移去，故指端易触及肿大的肝脾或腹腔包块（如图 1-10 所示，引自参考文献［1］）。冲击触诊会使受检者感到不适。操作时应避免用力过猛。

（5）**钩指触诊法**：适用于腹壁薄软者和儿童，多用于触诊肝脏、脾脏、胆囊等。在触诊肝脏或胆囊时，检查者位于受检者右肩旁，面向其足部，将右手掌搭在其右前胸下部，右手第 2～5 指并拢并弯曲成钩状，嘱受检者做较深腹式呼吸动作，检查者随受检者深吸气而更进一步屈曲指关节，这样指腹容易触到下移的肝下缘或胆囊。在触诊脾脏时，检查者则站于受检者的左肩旁，触诊方法同触诊肝脏。此手法亦可用双手第 2～5 指并拢并弯曲成钩状进行触诊（如图 1-11 所示）。

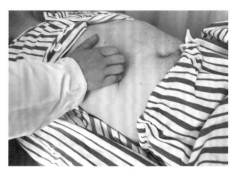
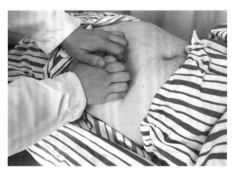

a. 钩指法触诊肝脏或胆囊

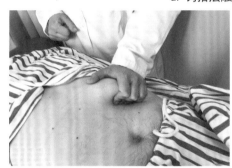
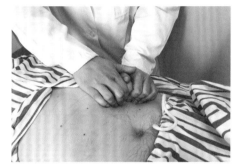

b. 钩指法触诊脾脏

图 1-11　钩指触诊法

三、叩　诊

叩诊是检查者用手指叩击或指腹拍击受检者身体表面某一部位，使之震动而产生音响，根据震动和音响的特点来判断被检查部位的脏器状态有无异常，或用手指、拳头、叩诊锤叩击身体某一部位以检查有无局部叩击痛的一种方法。叩诊有间接叩诊法和直接叩诊法两种。

1. 间接叩诊法

间接叩诊法是临床上应用最多的叩诊方法。

（1）**用手指叩诊**：检查者将左手中指第二指节紧贴于叩诊部位的皮肤，其他四指稍微抬起，勿与体表接触；右手指自然弯曲，用中指指端叩击左手中指第二节指骨的远端或末端指关节处；叩击方向应与叩诊部位的体表垂直（如图 1-12 所示）。叩击动作要灵

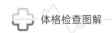
活、短促、富有弹性，应以掌指关节及腕关节用力为主（不要使用手臂的力量）。在同一部位可连续叩击 2～3 下，听取叩诊音，避免不间断、连续地快速叩击，因为这不利于分辨叩诊音和感知震动。此法常用于心脏、肺部、腹部等的叩诊。

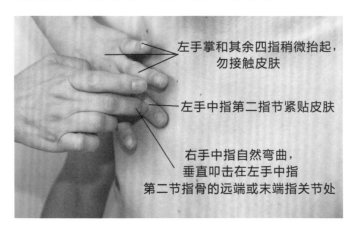

左手掌和其余四指稍微抬起，勿接触皮肤

左手中指第二指节紧贴皮肤

右手中指自然弯曲，垂直叩击在左手中指第二节指骨的远端或末端指关节处

图 1-12　肺部叩诊

（2）**用拳头叩诊**：检查者将左手掌贴于受检者身体的表面，右手握拳用尺侧垂直敲击左手背。此叩诊法常用于检查肾区叩击痛、肝脾叩击痛、脊柱叩击痛等（如图 1-13 所示）。

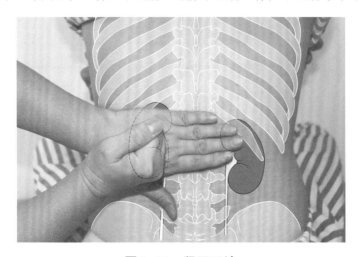

图 1-13　肾区叩诊

2. 直接叩诊法

直接叩诊法就是用手或叩诊锤直接叩击检查部位。

（1）检查者用手指指腹直接拍击被检查部位：感知并听取叩诊音（如图 1-14a 所示）。一般仅适用于胸部和腹部范围较广泛的病变。

（2）用叩诊锤等直接叩击检查部位：如棘突（检查有无疼痛）、肌腱（检查神经反射）等（如图 1-14b 所示）。

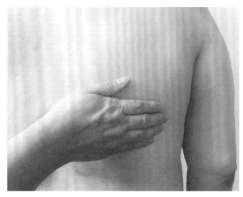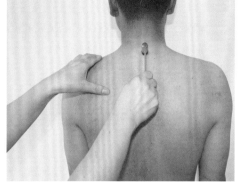

a. 用指腹直接拍击胸壁　　　　　　b. 用叩诊锤叩击脊柱棘突

图 1-14　直接叩诊法

叩诊音的不同取决于被叩击部位组织或器官的致密度、弹性、含气量及与体表的间距。根据音响的频率（高频者音调高，低频者音调低）、振幅（大者音响强，小者音响弱）和是否乐性音（音律和谐）的不同，在临床上分为清音、浊音、鼓音、实音、过清音五种。

清音：是正常肺部的叩诊音。它是频率约为 $100 \sim 128$ 次 / 秒、振动持续时间较长、音响不甚一致的一种非乐性音。清音提示肺组织的弹性、含气量、致密度正常。

浊音：是音调较高、音响较弱、振动持续时间较短的一种非乐性叩诊音。除音响外，板指所感到的振动也较弱。浊音在叩击被少量含气组织覆盖的实质脏器时产生，如叩击心或肝被含气的肺组织所覆盖的部分，或在病理状态下［如肺炎（肺组织含气量减少）］的叩诊音。

鼓音：如同击鼓声，是一种和谐的乐性叩诊音，音响比清音更强，振动持续时间也较长，在叩击含有大量气体的空腔脏器时出现。正常情况下，鼓音可见于胃泡区和腹部；病理情况下，可见于肺内空洞、气胸、气腹等。

实音：是音调较浊音更高、音响更弱、振动持续时间更短的一种非乐性叩诊音，如叩击心和肝等实质脏器所产生的音响。在病理状态下，实音可见于大量胸腔积液或肺实变等。

过清音：介于鼓音与清音之间，是属于鼓音范畴的一种变音，音调较清音低，音响较清音强，为一种类乐性音，是在正常成人身上不会出现的一种病态叩诊音。临床上，过清音常见于肺组织含气量增多、弹性减弱时，如肺气肿。正常儿童由于胸壁较薄，可叩出相对过清音。

四、听　诊

听诊是检查者用耳或借助听诊器听取受检者身体各部分活动时发出的声音来判断机体正常与否的一种检查方法，可分为一般听诊、直接听诊法、间接听诊法。

1. 一般听诊

检查者用耳朵听取受检者身体某一器官发出的音响，如说话、咳嗽、呃逆（打嗝）、呼吸、啼哭等。

2. 直接听诊法

检查者用耳廓直接贴附在受检者的体壁上进行听诊。用这种方法所听得的体内声音比较弱，而且某些部位也不方便直接听诊，故目前只有在某些特殊或紧急情况下才采用直接听诊法。

3. 间接听诊法

间接听诊法是指检查者用听诊器进行听诊的检查方法。此法比较方便，可以听诊身体各个部位，受检者也可以取各种不同体位，并且听诊器还能对脏器运动的声音起到放大的作用，因此使用范围很广，除心、肺、腹外，还可听取血管音等。

听诊器的类型有多种，如声学听诊器、电子听诊器、拍摄听诊器、胎儿听诊器、多普勒听诊器等。检查者在给受检者做体格检查时最常用的听诊器是声学听诊器，其主要由体件（拾音部分）、软管（传导部分）和耳件（听音部分）组成。体件有膜型和钟型两种类型（如图 1-15 所示）。膜型体件适用于听取高调声音，如主动脉瓣关闭不全的杂音、呼吸音、肠鸣音等，使用时应紧触体表被检查部位。钟型体件适用于听取低调声音，如二尖瓣狭窄的隆隆样舒张期杂音等，使用时应轻触体表被检查部位，但应注意避免体件与皮肤摩擦而产生的附加音。钟型听诊器可以根据需要随时进行钟型面和膜型面的转换，转换时需要把连接体件和软管的转换部件旋转 180°。

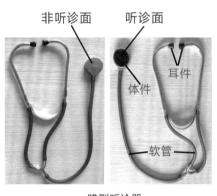

a. 膜型听诊器

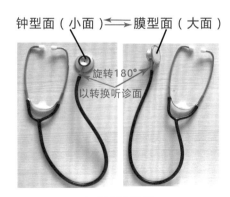

b. 钟型听诊器

图 1-15　常用听诊器

五、嗅　诊

嗅诊是指通过嗅觉来判断发自受检者的异常气味与疾病之间关系的一种方法。来自受检者的皮肤、黏膜、呼吸道、胃肠道、呕吐物、排泄物、分泌物、脓液和血液等的气味，根据疾病的不同，其特点和性质也不一样。

第2章

一般检查、生命体征、浅表淋巴结检查

第一节　检查纲要

一、一般检查

1. 观察一般状态。
2. 测量体重。
3. 测量身高。

二、生命体征检查

1. 测量体温。
2. 检查脉搏。
3. 检查呼吸。
4. 测量血压。

三、全身浅表淋巴结检查

1. 检查头颈部淋巴结。
2. 检查腋窝淋巴结。
3. 检查滑车上淋巴结。
4. 检查腹股沟淋巴结。
5. 检查腘窝淋巴结。

第二节　检查细则

一、一般检查

一般检查为整个体格检查过程中的第一步，是对受检者全身状态的概括性观察。

1. 观察一般状态

观察受检者性别、年龄、发育、营养、面容、表情和意识状态、全身皮肤、步态等一般状态。

2. 测量体重

应用体重测量仪（如图 2-1 所示）测量人体的体重，通常以"千克"为记录单位。

人的体重在一天中会随着饮食、排泄等而变化，一般波动范围在 1 ～ 1.5 千克左

右。为减少误差，体重的测量最好在早晨空腹及大小便后，最好每天测量 1 次并做好记录，以观察体重的变化。测量时，还要注意尽量去除衣物等对体重数值的影响。

3．测量身高

应用身高测量仪（如图 2-1 所示）测量人体的身高，通常以"厘米"为记录单位。

测量时，应嘱受检者脱鞋、摘帽，以立正姿势站在身高测量仪的底板上。如果受检者是婴幼儿，可以使用婴幼儿专用的身高体重测量仪进行测量。

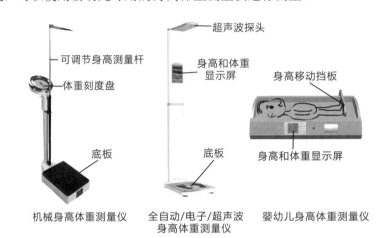

图 2-1　常用身高体重测量仪

二、生命体征检查

生命体征是评价生命活动存在与否及其质量的指标，包括体温、脉搏、呼吸和血压，为体格检查时必须检查的项目。

1．测量体温

测量体温的方法有腋测法、口测法、肛测法、耳测法、额测法等。体温计种类有水银体温计、电子体温计、红外线体温计等，如图 2-2 所示。

测量体温的方法要规范，以保证测量结果准确。我国一般按摄氏法进行记录，体温数据后加"℃"，如 37.1℃。

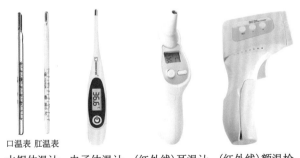

图 2-2　常用体温计的种类

腋温的测量：应用水银体温计测量腋温简便、安全，不易发生交叉感染，是最常用的体温测量方法。测量时，受检者处于安静休息状态，若腋窝有汗，要用干毛巾（不能用冷热毛巾）擦干。检查者将体温计水银柱甩到35℃以下（如图2-3所示），把体温计水银柱端放在受检者一侧腋窝中央顶部（如图2-4a所示），嘱受检者用上臂将体温计夹紧（如图2-4b所示），10分钟后取出体温计并读数，正常值为36～37℃。

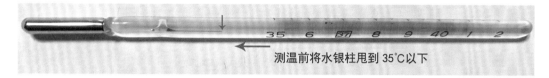

图 2-3　测温前水银体温计

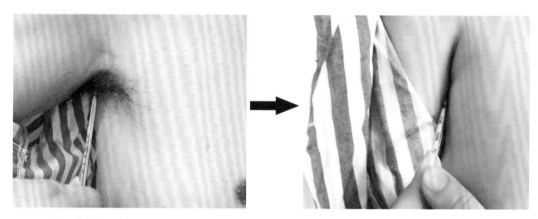

a. 体温计水银柱端放在腋窝中央顶部　　　　　　　b. 夹紧腋窝10分钟

图 2-4　腋温的测量

口温的测量：将消毒后的水银体温计（口温计）水银柱端置于受检者舌下，让其紧闭口唇，5分钟后读数，正常值为36.3～37.2℃。测量前10分钟内禁饮热水和冰水，测量时应嘱受检者不用口腔呼吸，以免影响测量结果。该法结果较为准确，但不能用于婴幼儿及神志不清者。

肛温的测量：让受检者取侧卧位，将水银体温计（肛温计）水银柱端涂以润滑剂后，缓慢插入肛门内达体温计长度的一半为止，5分钟后读数，正常值为36.5～37.7℃。肛测法的读数一般较口测法高0.2～0.5℃。该法测值稳定，多用于婴幼儿及神志不清者。

耳温的测量：应用耳温计测量鼓膜的温度，正常值为35.8～37.5℃。此法多用于婴幼儿。此法简便，结果相对可靠，现在医院里测量受检者体温也较多应用。

额温的测量：应用额温枪测量额头皮肤温度，此法仅用于体温筛查。正常值为35.8～37℃。

体温测量出现误差的常见原因：测量前未将水银体温计的水银柱甩到35℃以下，致使测量结果高于实际体温；腋温测量时，由于受检者明显消瘦、病情危重或神志不清而不能将体温计夹紧，致使测量结果低于实际体温；测量部位存在冷热物品或刺激时，如用温水漱口、局部放置冰袋或热水袋等，可对测定结果造成影响。

2. 检查脉搏

检查脉搏通常是触诊双侧桡动脉，要注意脉率、脉律及强弱、对称性；也可以检查颞动脉、颈动脉、肱动脉、股动脉和足背动脉等。

检查桡动脉时，检查者将一手食指、中指、无名指的指尖互相并拢，平放于受检者桡动脉近手腕处（大拇指一侧，如图 2-5a 所示），仔细触诊。至少计数 30 秒，以 30 秒脉搏数乘以 2 即为脉率。同时注意脉搏节律和双侧对称性。桡动脉对称性检查如图 2-5b 所示。若脉搏不规则，应延长触诊时间。

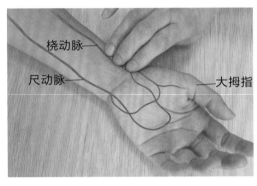

桡动脉
尺动脉
大拇指

a. 触诊桡动脉　　　　　　　　　　　　b. 双侧对比检查

图 2-5　触诊桡动脉及双侧对比检查

脉率可因年龄、性别、活动、情绪状态等不同而有所波动。正常成人在安静、清醒的情况下脉率为 60 ～ 100 次 / 分，女性稍快，老年人偏慢；儿童较快，3 岁以下的儿童多在 100 次 / 分以上；夜间睡眠时较慢；餐后、活动或情绪激动等情况下会增快。各种病理情况或药物影响可使脉率增快或减慢。

此外，除脉率快慢外，还应观察脉率与心率是否一致（某些心律失常，如心房颤动或较早出现的期前收缩时，由于部分心脏收缩的搏出量低而不足以引起周围动脉搏动，致使脉率小于心率）。

3. 检查呼吸

检查时应注意呼吸类型、频率、深度、节律以及有无其他异常等。

胸部的一次起伏就是一次呼吸，即一次吸气加一次呼气。每分钟呼吸的次数称为呼吸频率。通过观察受检者胸廓或腹部的起伏变化，计数呼吸频率。一般情况下，应计数 1 分钟。同时注意呼吸的节律与深度。

因呼吸受主观因素影响，故检查者在检查时不要告诉受检者正在计数呼吸，一般在触诊脉搏后继续将手指置于桡动脉处，计数呼吸频率，检查者最好站在受检者的侧面进行观察，如图 2-6 所示。

　　呼吸频率因年龄、性别和生理状态的不同而异。正常成人平静时的呼吸频率约为 12 ～ 20 次 / 分；儿童约为 20 次 / 分；女性一般比男性快 1 ～ 2 次 / 分。

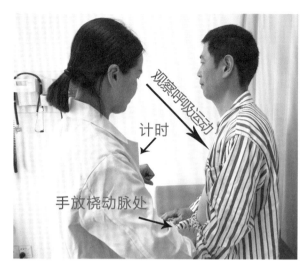

图 2-6　检查呼吸

4. 测量血压

血压测量有直接测压法和间接测量法。

直接测压法是经皮穿刺将导管送至周围动脉（如桡动脉）内，导管末端接监护测压系统，自动显示血压值。本法虽然精确、实时，但为有创方式，仅适用于危重、疑难病例。

间接测量法也就是袖带加压法，以血压计测量。目前，临床上常用的血压计是汞柱式（水银）血压计（如图 2-7 所示）、气压表式（弹簧式或无液）血压计（如图 2-8 所示）和电子血压计。

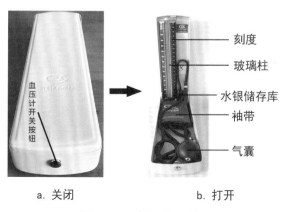

a. 关闭　　　　　b. 打开

图 2-7　水银血压计

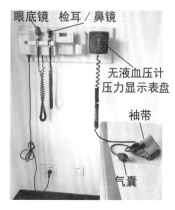

图 2-8　壁挂式无液血压计

水银血压计检查血压：嘱受检者休息 5 ～ 10 分钟，排空膀胱，避免激动，半小时内禁烟、禁咖啡。受检者取坐位（特殊情况下可以取仰卧位或站立位），裸露被测上肢，通常先测右上肢。上臂应放在与右心房同高（即坐位时平第 4 肋软骨水平，卧位时平腋中线水平，并外展 45°），置于桌面上或由检查者托起肘部，并使肘部微微屈曲（如图 2-9a 和图 2-9b 所示）。血压计打开调零（如图 2-10 所示）。袖带宽度占上臂 2/3，气袖中央对准肱动脉，袖带下缘要距肘窝线 2 ～ 3 厘米，松紧以恰能放进 1 个手指为宜（如图 2-11 和图 2-12 所示）。触诊肱动脉，左手将听诊器膜型体件置于肱动脉上（勿塞入袖带内）并轻压（如图 2-13 所示），右手旋紧充气球上的充气旋钮（如图 2-8a 所示），以适当速度、均匀节奏向气袖内注气，边注气边听诊，待肱动脉搏动声消失，继续注气再将水银柱升高 20 ～ 30mmHg，通常达 160mmHg。然后松开充气旋钮缓慢放气，同时检查者应水平注视缓慢下降的水银柱凸面水平，下降速度以 2 ～ 6mmHg/ 秒为宜，心率缓慢者下降速度应慢。按 Korotkoff 法，在水银柱下降过程中，听到的第一个声音所示的压力值为收缩压；继续放气，水银柱降至声音突然变音或消失所示的压力值为舒张压（如变音与消失值之差大于 20mmHg，则需记录两个压力值）。气袖放气 1 ～ 2 分钟后用同样方法再测量一次。取两次的平均值为血压值。如果收缩压或舒张压两次读数相差 5mmHg 以上，则应再次测量，以 3 次读数的平均值作为测量结果。测完血压，排空气袖并卷好，稍微倾斜血压计，待水银柱完全进入水银储存库后，关闭开关和血压计。

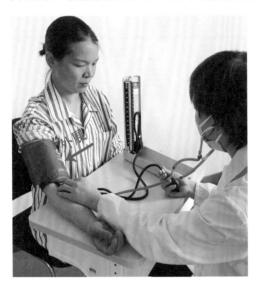

a. 右手臂外展 45°

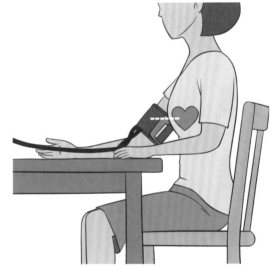

b. 右上臂与右心房同高

图 2-9　测量血压示意

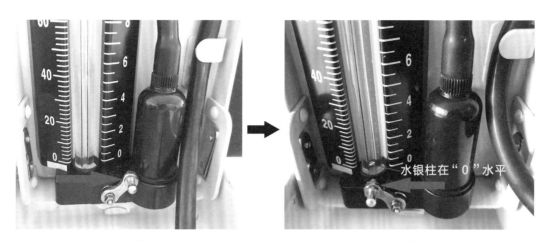

a. 关　　　　　　　　　　　　　　　b. 开

图 2-10　水银血压计打开调零

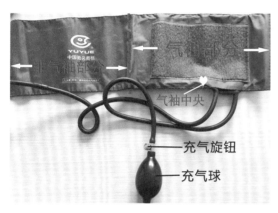

图 2-11　血压计袖带

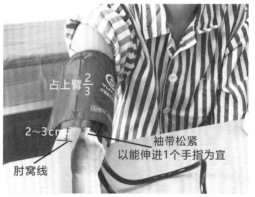

图 2-12　绑血压计袖带

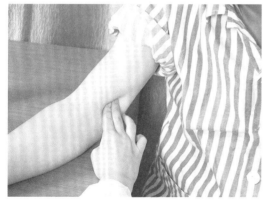

a. 触诊肱动脉
（肘部肱二头肌肌腱内侧／尺侧）

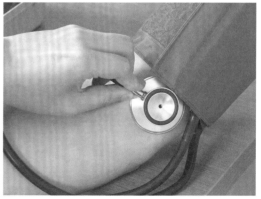

b. 将听诊器听头放肱动脉上
（不要插入袖带内）

图 2-13　触诊／听诊肱动脉示意

壁挂式无液血压计与水银血压计的操作方法基本相同，测量血压时直接在压力显示表盘上读取收缩压和舒张压即可。

一般先测右上肢血压，如果发现血压高，加测左上肢；如果怀疑血管病变引起的继发性高血压，加测双下肢血压。

正常成人血压变动范围较大，并随年龄的增长而升高，平均为（90～130）/（60～85）mmHg（也可以以 kPa 为单位，1kPa=7.5mmHg）。收缩压与舒张压之差为脉压，约 30～40mmHg。1/3 的脉压加舒张压为平均动脉压，约 70～105mmHg。初诊高血压至少应测双上肢血压后才能确定，健康人两上肢血压之差可达 5～10mmHg。

当怀疑血管病变（如主动脉狭窄、多发性大动脉炎、夹层动脉瘤）时，应测下肢血压。测下肢血压时，让受检者取俯卧位，将气袖束于小腿（气袖下缘位于内踝上 3～4 厘米）或大腿（气袖下缘位于腘窝上部约 3～4 厘米处），用手扪足背或胫后动脉，当脉搏搏动初现时约为收缩压，下肢收缩压比上肢稍高（高约 20～40mmHg）或相等。一般不测下肢舒张压。

高血压常见于原发性高血压、肾脏疾病、肾上腺皮质或髓质肿瘤等。低血压（血压低于 90/60mmHg）常见于休克、恶病质、长期卧床不起、心包积液、缩窄性心包炎、肾上腺皮质功能减退症等。

根据《中国高血压防治指南》（2018 年修订版），人体血压正常范围、高血压的标准和分级详见表 2-1。

表 2-1　人体血压正常范围、高血压的标准和分级

类别	收缩压（mmHg）		舒张压（mmHg）
正常血压	< 120	和	< 80
正常高值	120～139	和（或）	80～89
高血压	≥ 140	和（或）	≥ 90
1 级高血压（轻度）	140～159	和（或）	90～99
2 级高血压（中度）	160～179	和（或）	100～109
3 级高血压（重度）	≥ 180	和（或）	≥ 110
单纯收缩期高血压	≥ 140	和	< 90

三、全身浅表淋巴结检查

淋巴结分布于全身，一般体格检查仅能检查身体各部的浅表淋巴结。正常情况下，淋巴结较小，直径多在 0.2～0.5 厘米，质地柔软，表面光滑，与毗邻组织无粘连，不易触及，亦无压痛。

触诊是检查浅表淋巴结的主要方法，常使用滑动触诊法，即检查者将食指、中指、无名指的指尖互相并拢，将指腹平放于受检者的检查部位由浅入深进行滑动触诊（注意这里的滑动是指指腹按压部位皮肤与皮下组织之间的滑动）。滑动的方式应取相互垂直的多个方向或转动式滑动，这有助于区别淋巴结与肌肉和血管结节。

浅表淋巴结检查按头颈部淋巴结、腋窝淋巴结、滑车上淋巴结、腹股沟淋巴结、腘窝淋巴结的顺序进行。

1. 检查头颈部淋巴结

头颈部淋巴结分为 8 组（见图 2-14）。检查时按耳前、耳后、枕部、颌下、颏下、颈前、颈后、锁骨上部位顺序进行（见图 2-15）。

（1）**耳前淋巴结**：位于耳屏前方。

（2）**耳后淋巴结**：位于耳后乳突表面、胸锁乳突肌止点处，也称为乳突淋巴结。

（3）**枕淋巴结**：位于枕部皮下，斜方肌起点与胸锁乳突肌止点之间。

（4）**颌下淋巴结**：位于颌下腺附近，在下颌角与颏部之中间部位。

（5）**颏下淋巴结**：位于颏下三角内，下颌舌骨肌表面，两侧下颌骨前端中点后方。

（6）**颈前淋巴结**：位于胸锁乳突肌表面及下颌角处。

（7）**颈后淋巴结**：位于斜方肌前缘。

（8）**锁骨上淋巴结**：位于锁骨与胸锁乳突肌所形成的夹角处。

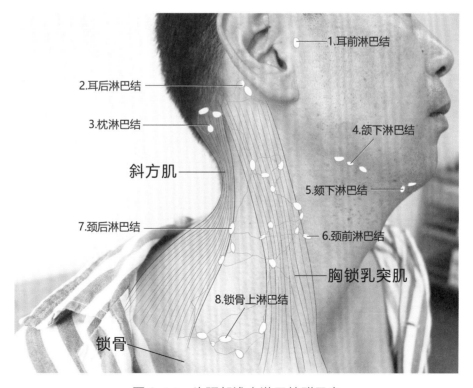

图 2-14　头颈部浅表淋巴结群示意

　　检查颈部淋巴结时，检查者可站在受检者前面或背后，手指紧贴检查部位，由浅及深进行滑动触诊，嘱受检者头稍低或偏向检查侧，以使检查部位皮肤或肌肉松弛，有利于触诊。在检查锁骨上淋巴结时，让受检者取坐位或卧位，头部稍向前屈，可稍耸肩再放松，用双手进行触诊，左手触诊右侧，右手触诊左侧，由浅部逐渐触摸至锁骨后深部。

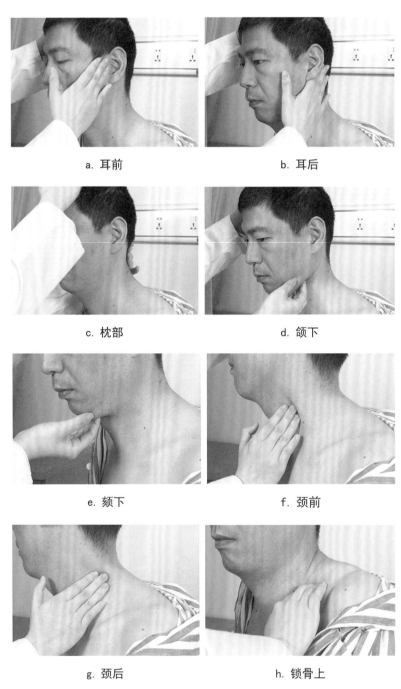

a. 耳前　　　　　　　　　　　　b. 耳后

c. 枕部　　　　　　　　　　　　d. 颌下

e. 颏下　　　　　　　　　　　　f. 颈前

g. 颈后　　　　　　　　　　　　h. 锁骨上

图 2-15　触诊头颈部淋巴结

2. 检查腋窝淋巴结

腋窝淋巴结左右各有 5 群，即尖群、前群（又称胸肌群）、内侧群（又称中央群）、后群（又称肩胛下群）和外侧群，如图 2-16 所示。

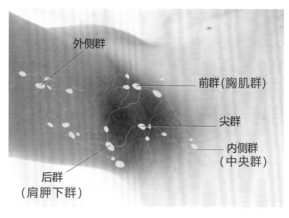

图 2-16　腋窝淋巴结群（5 群）示意

检查受检者左侧腋窝淋巴结：检查者用左手提起受检者左手，检查者右手置入受检者左腋窝顶部，将受检者左手臂放下，嘱受检者放松肌肉，然后滑动触诊，先触诊尖群（腋窝顶部）；然后手指掌面转向腋前臂，触诊前群（胸大肌下缘深部）；再转向胸壁侧轻轻向下滑动，触诊内侧群（腋窝内侧壁近肋骨及前锯肌处）；然后再次举起受检者左上肢，检查者右手重新置于受检者腋窝顶部，然后触诊后群（腋窝后皱襞深部）；最后转向肱骨面触诊外侧群（腋窝外侧壁），如图 2-17 所示。

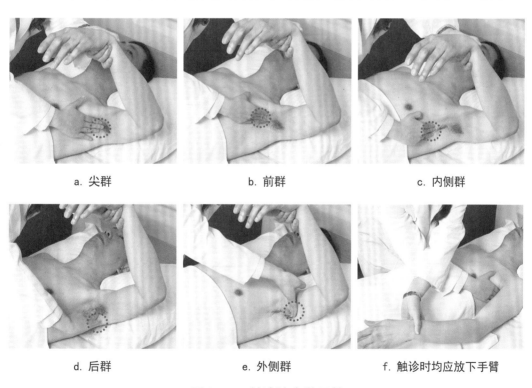

a. 尖群　　　　　　　　b. 前群　　　　　　　　c. 内侧群

d. 后群　　　　　　　　e. 外侧群　　　　　　f. 触诊时均应放下手臂

图 2-17　触诊腋窝淋巴结

检查受检者右侧腋窝淋巴结：检查者用右手提起受检者右手，检查者左手触诊受检者右侧腋窝淋巴结，方法顺序同左侧。

3. 检查滑车上淋巴结

滑车上淋巴结位于上臂肱二头肌与肱三头肌之间的肌沟内，如图2-18所示。

检查右侧滑车上淋巴结：检查者右手托起受检者右前臂，屈肘90°，看清肱二头肌与肱三头肌之间的肌沟，然后放松，用左手食指、中指、无名指绕过上臂后方在肌沟内滑动触诊（滑车上淋巴结大约位于内上髁上2～3厘米处）。

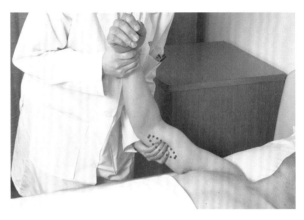

图 2-18　触诊滑车上淋巴结

检查左侧滑车上淋巴结：检查者左手托起受检者左前臂，屈肘90°，用右手食指、中指、无名指绕过上臂后方在肌沟内滑动触诊（滑车上淋巴结大约位于内上髁上2～3厘米处）。

4. 检查腹股沟淋巴结

腹股沟淋巴结分横组（又称为上群或水平组）和纵组（又称为下群或垂直组），如图2-19所示。

腹股沟淋巴结横组：沿腹股沟韧带排列，滑动触诊，并双侧检查对比。

腹股沟淋巴结纵组：位于大腿前内侧沿大隐静脉排列，滑动触诊，并双侧检查对比。

5. 检查腘窝淋巴结

腘窝淋巴结位于膝部后侧腘窝内（小隐静脉和腘静脉的汇合处），必要时检查并进行双侧对比，如图2-20所示。

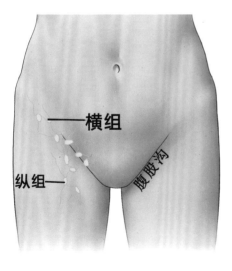

图 2-19　腹股沟淋巴结示意

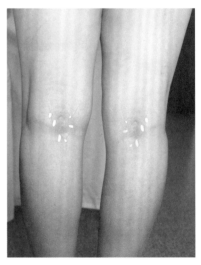

图 2-20　腘窝淋巴结示意

第三章

头颈部检查

第一节　检查纲要

一、头部检查

1. 观察头部外形、毛发分布、异常运动等。

2. 触诊头颅。

3. 检查眼睛。

（1）视诊双眼。

（2）检查双眼视力。

（3）检查下睑结膜、球结膜和巩膜。

（4）检查泪囊。

（5）检查上睑、球结膜和巩膜。

（6）使用眼底镜进行眼底检查。

4. 检查耳朵。

（1）视诊双侧外耳及耳后区。

（2）触诊双侧外耳及耳后区。

（3）触诊颞颌关节及其运动。

（4）检查双耳听力。

（5）用耳镜检查双侧外耳道及鼓膜。

5. 检查鼻和鼻窦。

（1）视诊外鼻。

（2）触诊外鼻。

（3）检查左右鼻道通气状态。

（4）检查鼻前庭、鼻中隔。

（5）用鼻镜检查双侧鼻前庭、鼻中隔及上、中、下鼻道。

（6）检查鼻窦（上颌窦、额窦、筛窦）。

6. 检查口腔

（1）观察口唇、上腭、牙齿、舌质和舌苔。

（2）借助压舌板检查颊黏膜、牙齿、牙龈、口底。

（3）借助压舌板检查口咽部及扁桃体。

二、颈部检查

1. 暴露颈部、观察颈部外形和皮肤。

2. 检查甲状软骨。

3. 检查颈静脉和颈动脉。

4. 检查甲状腺。

（1）视诊双侧甲状腺。

（2）触诊甲状腺峡部。

（3）触诊甲状腺侧叶。

（4）听诊甲状腺血管杂音。

5. 触诊气管。

第二节　检查细则

一、头部检查

受检者的头部是检查者最先和最容易见到的部分，但头部器官多样且解剖结构复杂，需要仔细检查才能获得有价值的诊断信息，有些还需要借助特殊的检查设备或工具（如视力表、眼底镜、鼻镜、耳镜等）进行检查。

1. 观察头部外形、毛发分布（头发、眉毛）、异常运动等

头颅的大小可以通过视诊大概了解，也可以通过测量头围来准确衡量。**测量头围**是用软尺自眉间绕到颅后通过枕骨粗隆然后绕头颅一周（如图 3-1 所示），通常以厘米（cm）表示。在生长发育阶段，头围也逐渐增长，与脑的发育密切相关。头围在正常新生儿约为 34cm；1 岁时，约 46cm；2 岁时，约 48cm；5 岁时，约 50cm；15 ～ 18 岁时，接近成人，约 54 ～ 58cm；之后，几乎不再变化。头颅的大小异常或畸形常常是一些疾病的典型体征，如小头畸形伴智力发育障碍常提示有先天染色体异常，方颅多见于小儿佝偻病或先天性梅毒，巨颅多见于脑积水等。

头发的颜色、疏密度等常与种族遗传、年龄等有关，但脱发可能与疾病有关。

头部若有异常运动，一般视诊即可发现。头部活动受限，可见于颈椎疾病；头部不随意地颤动，可见于帕金森病；与颈动脉搏动一致的点头运动，称 de musset 征，可见于严重主动脉瓣关闭不全等。

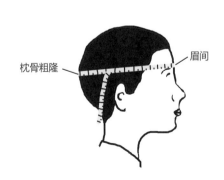

枕骨粗隆　　眉间

图 3-1　测量头围示意

2. 触诊头颅

检查者用双手仔细触摸受检者头颅的每一个部位，注意有无压痛、异常隆起等。

3. 检查眼睛

眼睛的外部和内部结构见图 3-2 和图 3-3（参考自参考文献［1］）。

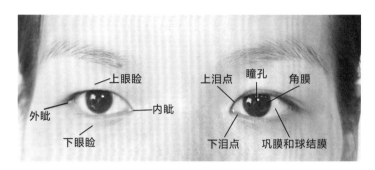

图 3-2　眼睛外部结构

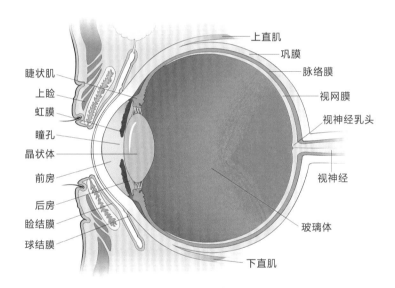

图 3-3　眼睛内部结构

（1）**视诊双眼**：注意有无眼睑内翻、下垂、水肿、闭合异常。

（2）**检查双眼视力**：检查前，检查者先观察一下受检者有无影响视力的外眼病变，然后分别检查受检者的双眼视力。检查顺序一般是先右后左，两眼分别进行。检查一眼时，另一眼需要遮盖住。

应用远距离视力表检查远视力，应用近距离视力表检查近视力。

检查远视力时，受检者与视力表的距离为 5 米，视力表放置高度应以 1.0 行视标与受检者眼平行，照明度应当合适，如图 3-4a 所示。检查近视力时，视力表与受检者眼睛的距离一般为 33 厘米，记录受检者能看清的最小一行为近视力，如图 3-4b 所示。若无近距离视力表，可用书刊等印刷材料让其阅读，以粗略估计其近视力。

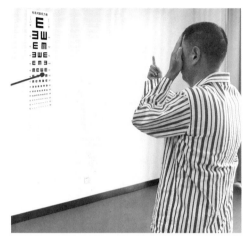 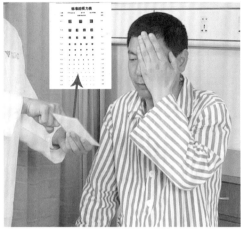

a. 检查远视力　　　　　　　　　　　b. 检查近视力

图 3-4　远视力和近视力的检查

如果能看清"1.0"行视标，为正常视力。如果视力低于 1.0，则称视力减退。

如果受检者不能看清近距离视力表，可改用手指数目来检测，即让受检者辨认在他眼前的检查者的手指数目，如图 3-5a 所示。如果受检者不能辨认手指数目，则改用指动检测，即受检者能否分辨检查者的手指是否在动，如图 3-5b 所示。如果受检者不能分辨指动，则改为检查受检者的光感是否存在，如图 3-5c 所示。如果光感消失，称之为失明，即视力完全丧失。

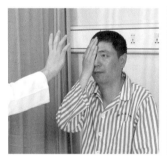 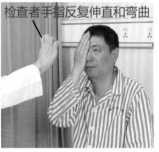 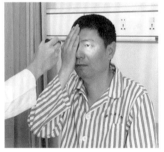

a. 辨认手指数目　　　　　b. 分辨手指运动　　　　　c. 检查光感

图 3-5　检查视力和光感

（3）检查下睑结膜、球结膜和巩膜：检查者将拇指置于受检者下眼睑中份，嘱受检者眼睛向上看，暴露下睑结膜（在下眼睑内侧表面）、下穹窿结膜（下睑结膜和球结膜的转折处）、球结膜（在眼球表面或巩膜上面）、巩膜（正常为白色，在球结膜下面）。检查时应观察巩膜的颜色，观察结膜有无充血、水肿，结膜表面有无异物、分泌物或赘生物等，如图 3-6 所示。

（4）**检查泪囊**：嘱受检者眼睛向上看，检查者用拇指轻压受检者内眦下方，即骨性眶缘下内侧，挤压泪囊，同时观察有无分泌物或泪液自上、下泪点溢出，见图 3-7a 和图 3-7b。

如果上、下泪点处有黏液脓性分泌物流出，应考虑慢性泪囊炎。

注意，如果局部有急性炎症，应避免做此检查。

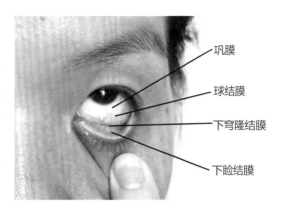

图 3-6　检查下睑结膜、球结膜和巩膜

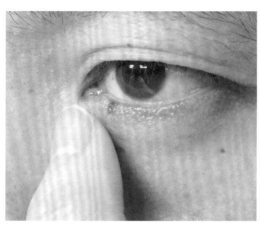

a. 检查泪囊

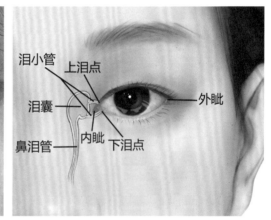

b. 泪囊示意图

图 3-7　检查泪囊示意

（5）**检查上睑、球结膜和巩膜**：检查者用拇指和食指捏住上睑中外 1/3 交界处的边缘，嘱受检者眼睛向下看，翻开上眼睑，暴露上睑结膜（在上眼睑内侧表面）、上穹窿结膜（上睑结膜和球结膜的转折处）、球结膜（在眼球表面或巩膜上面）、巩膜（正常为白色，在球结膜下面）。检查时，应观察巩膜的颜色，观察结膜有无充血、水肿，结膜表面有无异物、分泌物或赘生物等，如图 3-8 所示。

检查者用右手检查受检者左眼，用左手检查受检者右眼。

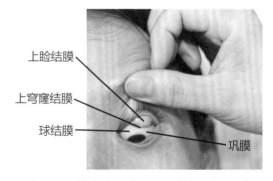

图 3-8　检查上睑结膜、球结膜和巩膜

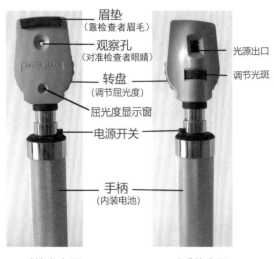

眉垫（靠检查者眉毛）
观察孔（对准检查者眼睛）
光源出口
调节光斑
转盘（调节屈光度）
屈光度显示窗
电源开关
手柄（内装电池）

a. 对检查者面　　　　b. 对受检者面

图 3-9　眼底镜结构图

（6）使用眼底镜进行眼底检查：眼底检查一般要求在不扩瞳的情况下进行，检查者和受检者都不戴眼镜。一般，受检者取坐位，背靠椅背或墙壁；检查者可以取坐位或站位，与受检者的高度适当。

关暗室内光线。检查者打开眼底镜光源（通常大圆光，也可小圆光），正确持镜。先将透镜盘置于＋8～＋10处（＋为远视调节，－为近视调节）。检查过程中，检查者食指始终置于透镜转盘上，以便于调节屈光度（见图3-9和图3-10）。

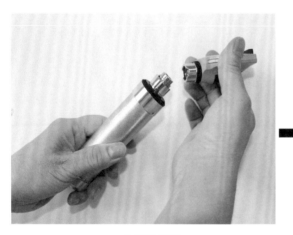
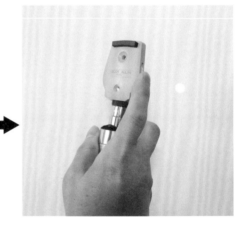

a. 安装眼底镜　　　　　　b. 正确持镜、调节屈光度和光斑

图 3-10　眼底镜的安装和调试

　　检查右眼时，检查者位于受检者右侧，用右手持镜，右眼观察，镜顶贴眉弓使与头部运动一致，左手扶受检者头部并用拇指将上睑向外上方轻轻推挤固定，嘱受检者视线越过检查者肩部注视前上方远处一点（如墙上一点），从距受检者10～20厘米开始，照射瞳孔，与其视线呈15°，逐渐向瞳孔移近，并逆时针调节转盘从正读数（黑）逐渐减小至0或过渡为负读数（红），观察角膜、晶状体、玻璃体有无浑浊，直至看清视网膜，观察视乳头、血管、黄斑等。观察黄斑时，需嘱受检者注视光源，如图3-11所示。正常眼底所见示意如图3-12所示（参考自参考文献[1]）。

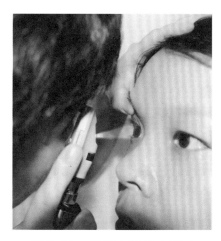

图 3-11　用眼底镜检查眼底

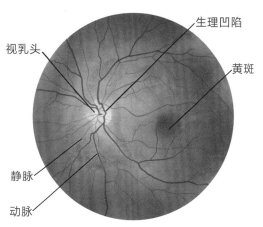

图 3-12　眼底示意（正常左眼）

　　检查左眼时，检查者位于受检者左侧，用左手持镜，左眼观察，其余与检查右眼时相同。

　　正常人视乳头位于眼底鼻侧，为卵圆形或圆形，边界清晰，色淡红，颞侧较鼻侧稍淡，中央凹陷，呈圆盘状，故又称视盘。视乳头是视网膜神经的汇集处，故又称视神经乳头。在视乳头处还有视网膜中央动、静脉穿过，动脉色鲜红，静脉色暗红。在视乳头处无色素层和视细胞层，无感光作用，故又称为盲斑。最常见的眼底异常是视乳头水肿和视神经萎缩。视乳头水肿首先表现为视乳头边界不清，逐渐进展为边界消失，以及充血，向前隆起。视神经萎缩表现为视乳头苍白而界线清楚及视力下降。

　　黄斑位于眼底颞侧，是视力最敏锐的地方。黄斑区富含叶黄素，比周围视网膜颜色暗些。导致黄斑病变的原因有很多，如遗传、年龄大、炎症等，一旦黄斑出现病变，常出现视力下降，严重病变可致盲。

4. 检查耳朵

　　耳朵的外部和内部结构见图 3-13 和图 3-14 所示（参考自参考文献 [8]）。

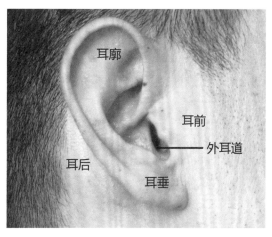

图 3-13　耳朵外部结构

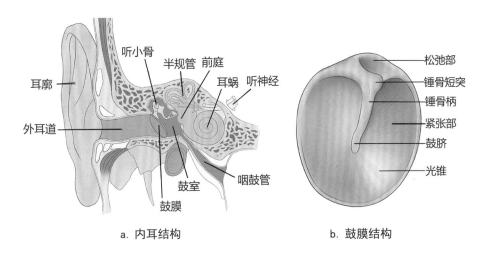

a. 内耳结构　　　　　　　　　　b. 鼓膜结构

图 3-14　内耳和鼓膜结构示意

（1）**视诊双侧外耳及耳后区**：检查者首先应注意受检者双侧外耳的外形、大小、位置、对称等情况。

（2）**触诊双侧外耳及耳后区**：检查者在触诊时应注意受检者有无感觉触痛、局部有无结节等，并作双侧对比。

（3）**触诊颞颌关节及其运动**：检查者用适当的手指力量同时压住受检者两侧耳屏前区域（也可用食指轻轻插入耳道内，指腹稍向前用力触及前壁），嘱受检者张口、闭口，触诊颞颌关节运动，见图 3-15a。颞颌关节解剖示意见图 3-15b。

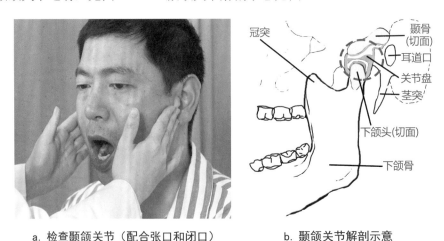

a. 检查颞颌关节（配合张口和闭口）　　　　b. 颞颌关节解剖示意

图 3-15　检查颞颌关节

（4）**检查双耳听力**：体格检查时，可先用粗略的方法了解受检者的听力，即保持环境安静，嘱受检者取坐位并闭目，用手指堵塞一侧耳道，检查者持机械手表或以拇指与食指相互摩擦从 1 米以外逐渐移近受检者另一侧耳部，直到受检者听到声音为止，测量距离，如图 3-16 所示。正常人一般在 1 米处可闻及机械表声和捻指音。分别检查双耳并对比。

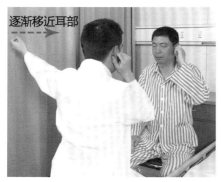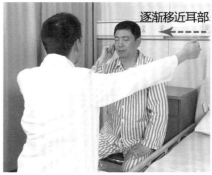

a. 检查右耳听力　　　　　　　　　　b. 检查左耳听力

图 3-16　听力检查

精测听力的方法是使用规定频率的音叉或电测听设备进行精准的测试。

（5）用耳镜检查双侧外耳道及鼓膜：检查前，检查者应先安装耳镜和合适的镜头，检查耳镜的光源，然后向受检者解释并取得受检者的配合。嘱受检者头偏向对侧，检查者一手将受检者耳廓向后上牵拉使外耳道变直，另一手持镜将镜头轻轻置入外耳道内，观察外耳道及鼓膜，如图 3-17 所示。因为通过镜头只能看见鼓膜的一部分，所以镜头不应超越外耳道的外 1/3，以便于上下左右移动，以观鼓膜全貌。应避免将镜头置入过深压迫骨部而引起疼痛。不能以镜头尖端为支点移动耳镜。小指和无名指可作为支点，使持镜更稳。

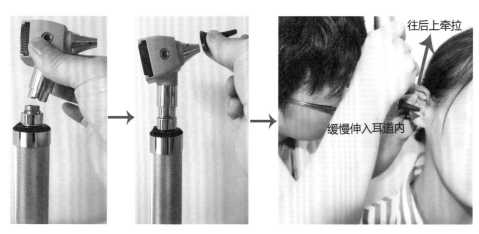

a. 安装耳镜　　　　　b. 安装镜头　　　　　c. 检查外耳道和鼓膜

图 3-17　耳镜检查

5. 检查鼻和副鼻窦

鼻的外部和内部结构见图 3-18a 和图 3-18b（扫描自参考文献［1］）。

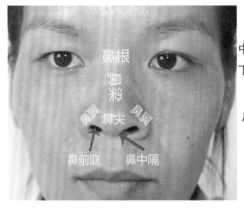

a. 鼻的外部结构   b. 鼻咽部的内部结构

图 3-18　鼻的内外结构

（1）视诊外鼻：检查者视诊受检者外鼻皮肤颜色、外形等有无异常。

（2）触诊外鼻：检查者用适当的手指力量从受检者鼻根至鼻尖、鼻翼进行触诊，注意有无压痛、畸形等，如图 3-19 所示。

（3）检查左右鼻道通气状态：检查者嘱受检者用手指压闭一侧鼻翼并做数次吸气动作，以判断通气状态。左右鼻道应分别进行检查，如图 3-20 所示。

（4）检查鼻前庭、鼻中隔：检查者嘱受检者头稍后仰，用拇指将鼻尖轻轻上推，用手电筒观察鼻前庭

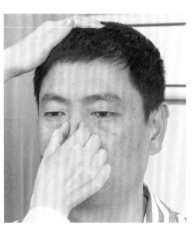

图 3-19　触诊外鼻

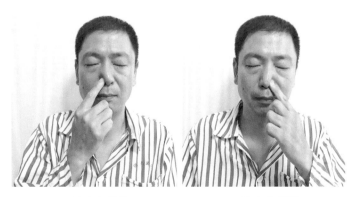

a. 检查左鼻腔   b. 检查右鼻腔

图 3-20　检查鼻腔通气状态

皮肤、鼻毛分布，有无毛囊炎、疖子及鼻中隔偏曲等，如图3-21所示。

（5）用鼻镜检查双侧鼻前庭、鼻中隔，及上、中、下鼻道：鼻镜安装同耳镜，如图3-17a和图3-17b所示。检查者先检查鼻镜的光源，

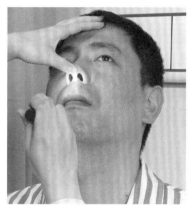

图 3-21 检查鼻前庭、鼻中隔

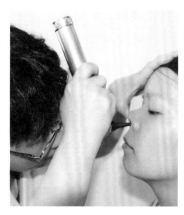

图 3-22 鼻镜检查

然后嘱受检者取坐位，并向受检者解释以取得配合。检查者左手四指置于受检者头顶，以协助头部后仰及稳定头部；左手拇指置于受检者鼻尖并向后上轻推鼻尖，以方便观察鼻腔内部情况；右手持镜将镜头轻轻置入一侧鼻前庭约1厘米，观察鼻前庭，随后逐步观察下、中、上鼻道，注意不要触碰敏感的鼻中隔，以免引起疼痛，如图3-22所示。双侧鼻腔应分别检查并做对比。

（6）检查鼻窦（上颌窦、额窦、筛窦）：鼻窦，又称副鼻窦，为鼻腔周围颅骨内含气空腔的总称，共有四对，即上颌窦、额窦、筛窦和蝶窦，见图3-23，都有窦口与鼻腔相通，在引流不畅时容易发生炎症。鼻窦炎时可出现鼻塞、流涕、头痛和鼻窦压痛等症状和体征。

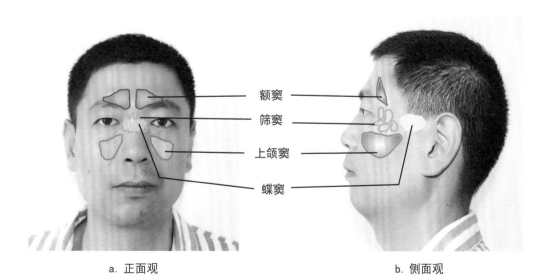

额窦
筛窦
上颌窦
蝶窦

a. 正面观   b. 侧面观

图 3-23 鼻窦示意

①**检查上颌窦**，有无肿胀、压痛、叩痛等。检查者双手固定于受检者的两侧耳后，将拇指分别置于左右颧部，分别向后按压，询问有无压痛及两侧压痛有无差别，如图3-24a所示。也可用手指分别叩击左右两侧颧部，询问有无叩击痛，如图3-24b所示。

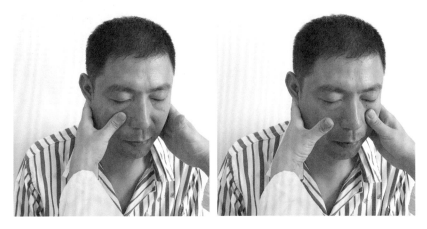

a. 检查压痛

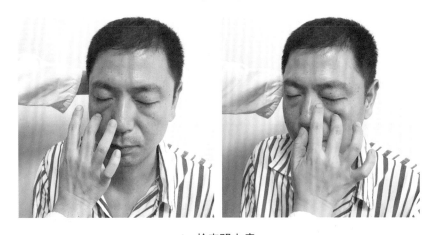

b. 检查叩击痛

图3-24　检查上颌窦压痛和叩击痛

②**检查额窦**，有无肿胀、压痛、叩痛等。检查者用双手固定受检者头部，双手拇指置于眼眶上缘内侧，分别向上向后按压两侧额窦（如图3-25a所示）；或者检查者一手扶持受检者枕部，另一手拇指置于眼眶上缘内侧，分别用力向后向上按压两侧额窦（如图3-25b所示），询问受检者有无压痛及两侧压痛有无差别。也可用手指分别叩击眼眶上缘内侧，询问有无叩击痛（如图3-25c所示）。

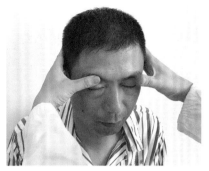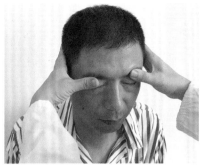

a. 检查压痛（方法一）

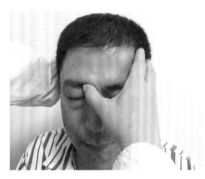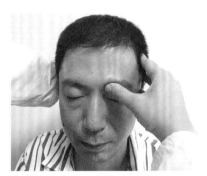

b. 检查压痛（方法二）

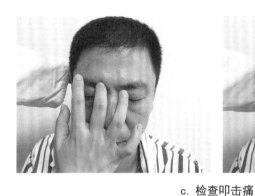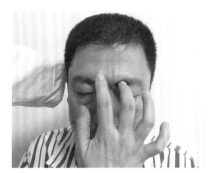

c. 检查叩击痛

图 3-25 检查额窦压痛和叩击痛

③**检查筛窦**，有无压痛。检查者用双手固定受检者两侧耳后，将双侧拇指分别置于鼻根部与眼内眦之间向后方按压（如图 3-26a 所示）；或者用右手拇指和食指分别向后方按压受检者鼻根部与眼内眦之间的部位（如图 3-26b 所示），询问有无压痛及两侧压痛有无差别。

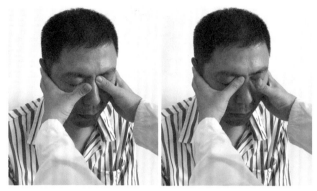
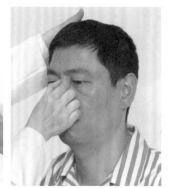

a. 方法一   b. 方法二

图 3-26　检查筛窦压痛

④蝶窦，因解剖位置较深，不能在体表进行检查。

6. 检查口腔

（1）观察口唇、上腭、牙齿、舌质和舌苔：受检者张口，检查者手持电筒照明口腔，观察口唇（唇色、湿度）、上腭（颜色、有无腭裂）、牙齿、舌（形状、色泽、运动、溃疡、舌苔）等。

（2）借助压舌板检查颊黏膜、牙齿、牙龈、口底：观察颊黏膜（正常光滑、粉红；腮腺导管开口平对于上颌第 2 磨牙，见图 3-27）、牙齿（有无龋齿、缺损等）、牙龈（有无肿胀、出血、色素沉着）、口底（嘱受检者舌尖顶硬腭后观察，见图 3-28，有无色素沉着、出血或肿块等）。

（3）借助压舌板检查口咽部及扁桃体：嘱受检者头略后仰并发"啊"音，同时检查者手持压舌板在受检者舌中后 1/3 交接处迅速下压，观察软腭、悬雍垂、咽腭弓、舌腭弓、扁桃体、咽后壁，发音时软腭上抬，如图 3-29 所示。

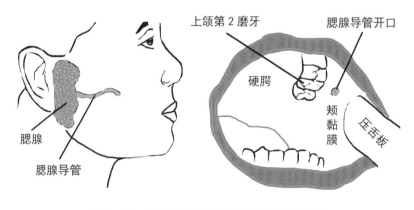

图 3-27　腮腺和腮腺导管开口位置示意

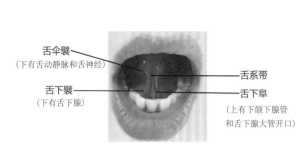

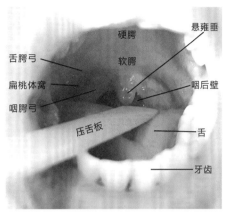

图 3-28 检查口底

图 3-29 检查咽部

扁桃体肿大的分度：一般分为三度，不超过咽腭弓者为Ⅰ度（如图 3-30a 所示），超过咽腭弓者为Ⅱ度（如图 3-30b 所示），达到或超过咽后壁中线者为Ⅲ度（如图 3-30c 所示）。

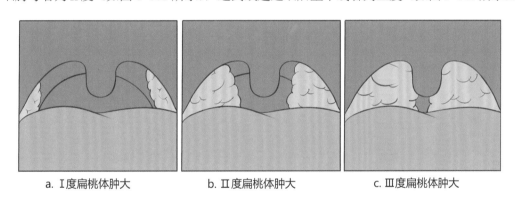

a. Ⅰ度扁桃体肿大　　　　b. Ⅱ度扁桃体肿大　　　　c. Ⅲ度扁桃体肿大

图 3-30 扁桃体肿大示意

二、颈部检查

颈部的上界为下颌骨下缘、下颌支后缘、乳突和枕外隆突的连线，下界即胸骨上缘、锁骨、肩峰和第 7 颈椎棘突间的连线。颈部分为固有颈部（前）和项部（后）两部分。固有颈部以胸锁乳突肌为界，又可分为颈前区（即颈前三角）、胸锁乳突肌区及颈外侧区（即颈后三角），见图 3-31。颈前三角为胸锁乳突肌内缘、下颌骨下缘与前正中线之间的区域。颈后三角为胸锁乳突肌的后缘、锁骨上缘与斜方肌前缘之间的区域。胸

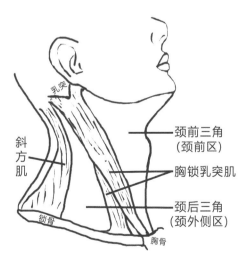

图 3-31 固有颈部分区示意

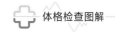
锁乳突肌所在的区域即为胸锁乳突肌区。

正常人颈部直立，两侧对称，矮胖者较粗短，瘦长者较细长，男性甲状软骨比较突出，女性则平坦不显著，转头时可见胸锁乳突肌突起。头稍后仰，更易观察颈部有无包块、瘢痕和两侧是否对称。正常人在静坐时颈部血管不显露。

颈部的检查应在平静、自然的状态下进行，受检者最好取舒适坐位，充分暴露颈部。如受检者取卧位，也应尽量充分暴露颈部。检查时手法应轻柔，当怀疑有颈椎疾病时更应注意。

1. 暴露颈部、观察颈部外形和皮肤

受检者取坐位，充分暴露颈部，观察颈部外形，检查皮肤有无红肿、溃疡与疤痕，局部有无异常隆起等。

2. 检查甲状软骨

甲状软骨，即喉结部位（见图 3-32a），在男性较女性突出。检查者用拇指和食指触诊受检者甲状软骨，检查其有无压痛及左右移动度（见图 3-32b）。

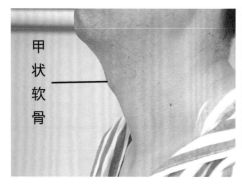

| a. 甲状软骨位置 | b. 触诊甲状软骨 |

图 3-32　检查甲状软骨

3. 检查颈静脉和颈动脉

详见第五章"心血管系统检查"。

4. 检查甲状腺

甲状腺位于甲状软骨下方、气管两侧，由两侧的侧叶和中间的峡部组成，形似蝴蝶，犹如盾甲，属于内分泌器官，正常约 15 ～ 25 克，表面光滑，正常质地柔软不易被触及，如图 3-33 所示。

（1）视诊双侧甲状腺：观察甲状腺的大小和对称性。正常人甲状腺外观不易见到。检查时可嘱受检者做吞咽动作，以便辨认，如有甲状腺肿大，可见其随吞咽动作而向上移动。

（2）触诊甲状腺峡部：检查者站于受检者前面（用拇指，如图 3-34 所示），或站于受检者后面（用食指和中指），从胸骨上切迹往上触诊，可感到气管前软组织，判断有无增厚；嘱受检者做吞咽动作，可感到此软组织在手指下滑动，判断有无肿大或肿块。

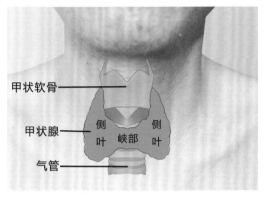
图 3-33　甲状腺示意

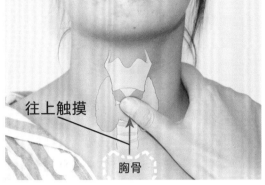
图 3-34　触诊甲状腺峡部

（3）触诊甲状腺侧叶：检查者可以站于受检者前面或受检者后面进行检查。

①前面触诊：检查者站于受检者前面，一手拇指施压于一侧甲状软骨；另一手拇指在胸锁乳突肌前缘，食指和中指在胸锁乳突肌后缘支撑，使用拇指滑动触诊一侧甲状腺侧叶，并嘱受检者做吞咽动作配合，如图 3-35 所示。用同样方法检查另一侧甲状腺侧叶并进行两侧对比。

②后面触诊：检查者站于受检者后面，一手食指和中指施压于一侧甲状软骨；另一手食指和中指在胸锁乳突肌前缘，拇指在胸锁乳突肌后缘支撑，使用食指和中指滑动触诊一侧甲状腺侧叶，并嘱受检者做吞咽动作配合，如图 3-36 所示。用同样方法检查另一侧甲状腺侧叶并进行两侧对比。

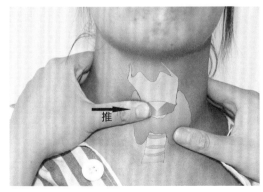

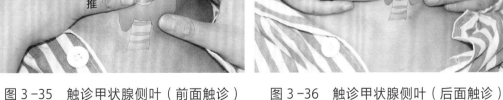
图 3-35　触诊甲状腺侧叶（前面触诊）　　图 3-36　触诊甲状腺侧叶（后面触诊）

如果发现甲状腺肿大，应注意其大小、对称性、质地、表面情况、有无压痛、结节、震颤，并用听诊器听诊有无血管杂音。

甲状腺肿大可分为三度：不能看出肿大但能触及者，为Ⅰ度；能看到肿大又能触及，但在胸锁乳突肌以内者，为Ⅱ度；超过胸锁乳突肌外缘者，为Ⅲ度。

（4）**听诊甲状腺血管杂音**：如果发现甲状腺肿大，最好用钟型听诊器听诊有无血管杂音，如图 3-37 所示。

5. 触诊气管

正常人气管位于颈部前正中部。检查时，受检者取坐位或仰卧位，头部摆正，两眼平视前方，两肩等高；检查者将食指和无名指置于胸锁关节上，将中指置于气管之上，观察中指是否在食指和无名指中间，以此判断气管有无偏移（如图 3-38 所示）；或检查者以中指置于气管与两侧胸锁乳突肌之间的间隙，根据两侧间隙是否等宽来判断气管有无偏移。

如有大量胸腔积液、积气，或纵隔肿瘤以及单侧甲状腺肿大，气管可被推向健侧；而如有肺不张、肺硬化、胸膜粘连，则气管可被拉向患侧。

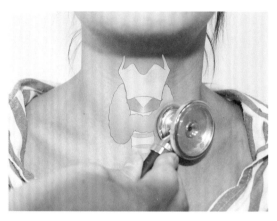

图 3-37　听诊甲状腺

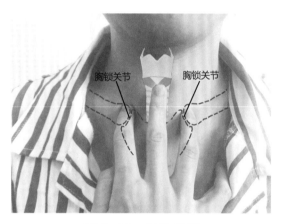

图 3-38　触诊气管

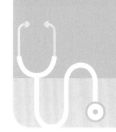

第四章

肺部检查

第一节　检查纲要

一、胸部体表标志

1. 骨骼标志（胸廓、胸骨柄、胸骨体、剑突、胸骨上切迹、胸骨角、胸骨下角、锁骨、肋骨、肋间隙、肩胛骨、肩胛冈、肩胛下角、脊柱棘突、肋脊角）。

2. 垂直线标志（前正中线、胸骨线、胸骨旁线、锁骨中线、腋前线、腋后线、腋中线、后正中线、肩胛线）。

3. 自然陷窝和解剖区域（胸骨上窝、锁骨上窝、锁骨下窝、腋窝、肩胛上区、肩胛下区、肩胛间区、肩胛区）。

二、视诊肺部

1. 暴露胸部。

2. 观察胸廓外形和对称性。

3. 观察呼吸运动、呼吸节律。

4. 观察计数呼吸频率。

三、触诊肺部

1. 触诊气管，确定气管位置。

2. 触诊胸壁，检查有无压痛。

（1）检查胸壁压痛。

（2）检查胸骨压痛。

（3）胸廓挤压试验。

3. 胸廓扩张度检查。

4. 语音震颤（触觉震颤）检查。

5. 触诊胸膜摩擦感。

四、叩诊肺部

1. 叩诊锁骨上窝（肺尖）。

2. 叩诊前胸部。

3. 叩诊侧胸部。

4. 叩诊背部。

5. 叩诊肺下界。

6. 叩诊肺下界移动度。

五、听诊肺部

1. 听诊锁骨上窝（肺尖）。

2. 听诊前胸部。

3. 听诊侧胸部。

4. 听诊背部。

5. 语音共振（听觉语音）检查。

6. 胸膜摩擦音检查。

第二节　检查细则

胸部指颈部以下和腹部以上的区域。

胸廓由 12 个胸椎和 12 对肋骨和肋软骨、胸骨及关节和韧带装置构成，形状近似圆锥形。其横径较长，前后径较短，上部狭小，下部宽阔。由胸廓构成的空腔称为胸腔，内有心、肺等重要器官。

胸部检查的内容很多，包括胸廓外形、胸壁、乳房、胸壁血管、纵隔、支气管、肺、胸膜、心脏和淋巴结等。

本章主要讲述肺部的体格检查。肺是人体的呼吸器官，位于胸腔内，左右各一，左肺有两叶，右肺有三叶。

呼吸系统由呼吸道和肺组成。呼吸道包括鼻、咽、喉、气管及支气管等。通常，鼻、咽、喉为上呼吸道（见图 4-1a，扫描自参考文献 [1]），气管和各级支气管为下呼吸道（见图 4-1b，扫描自参考文献 [15]）。肺由实质组织和间质组织组成，前者包括支气管树和肺泡，后者包括结缔组织、血管、淋巴管、淋巴结和神经等。呼吸系统的主要作用是维持人体正常的通气和换气功能，即吸入氧、排出二氧化碳。

做肺部检查时，应该根据受检者的病情选择合适的体位，可以选择坐位，也可以选择平卧位或其他体位。如果患者意识清醒，体位没有受到病情的限制，则取坐位检查比较方便。

检查时要注意受检者的保暖及保护受检者的隐私，在不影响检查的情况下，不做检查的部位尽量不要暴露。

在检查侧胸时，嘱受检者抬起双手臂（在坐位时双手可置于枕后）；在检查背部时（通常取坐位），嘱受检者双手臂交叉抱胸，使两侧肩胛骨尽量外移。

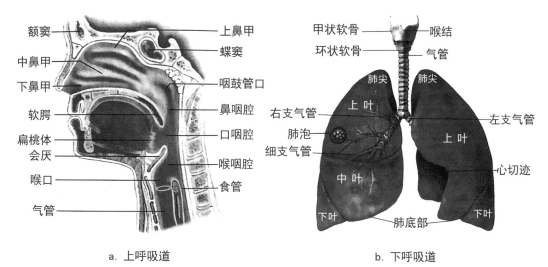

a. 上呼吸道　　　　　　　　　b. 下呼吸道

图 4-1　呼吸道示意

一、胸部体表标志

胸部体表标志包括骨骼标志、垂直线标志、自然陷窝和解剖区域，见图 4-2 至图 4-4。

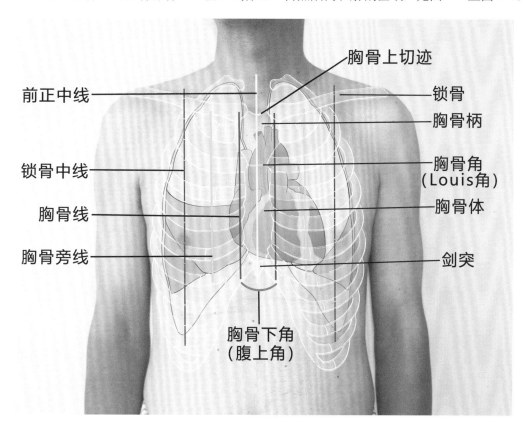

图 4-2　前胸部体表标志

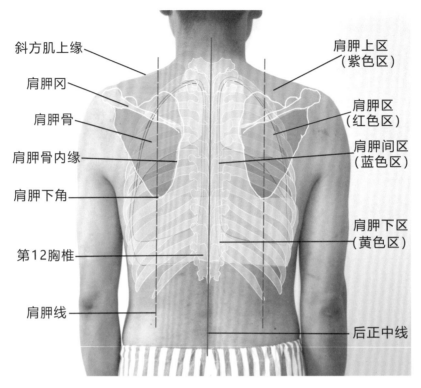

图 4-3　背部体表标志

1. 骨骼标志

（1）胸廓：由 1 块胸骨、12 对肋骨和肋软骨、12 块胸椎以及关节和韧带装置构成。胸廓上窄下宽，前后扁平。

（2）胸骨柄：为胸骨上端略呈六角形的骨块。其上部两侧与左右锁骨的胸骨端相连接，下方则与胸骨体连接。

（3）胸骨体：胸骨的中间部分，上端与胸骨柄连接，下端与剑突连接。

（4）剑突：胸骨的最下端，呈三角形。

（5）胸骨上切迹：位于胸骨柄的上方。正常情况下，气管位于切迹正中。

（6）胸骨角（即 Louis 角）：由胸骨柄与胸骨体的连接处向前突起而成。其两侧分别与左右第 2 肋软骨连接，为计数肋骨

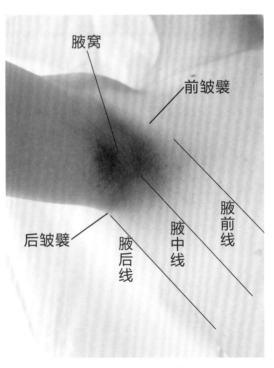

图 4-4　腋窝和腋前、中、后线

和肋间隙顺序的主要标志，其还标志支气管分叉、心房上缘和上下纵隔交界及第 4 或第 5 胸椎的水平。

（7）**胸骨下角（即腹上角）**：为左右肋弓（由两侧的第 7～10 肋软骨相互连接而成）在胸骨下端汇合处所形成的夹角。正常为 70°～110°，体型瘦长者较小，矮胖者较大。其后为肝脏左叶、胃及胰腺所在区域。

（8）**锁骨（左、右）**：呈"～"弯曲，架于胸廓前上方。其胸骨端粗大，有关节面与胸骨柄相关节（胸锁关节）；肩峰端扁平，有小关节面与肩胛骨肩峰相关节（肩锁关节）。锁骨将肩胛骨支撑于胸廓之外，以保证上肢的灵活运动。锁骨骨折多在中、外 1/3 交界处。

（9）**肋骨**：共有 12 对。在背部与相应的胸椎相连，由后上方向前下方倾斜，其倾斜度上方略小、下方稍大。第 1～7 肋骨在前胸部与各自的肋软骨连接，第 8～10 肋骨与 3 个联合一起的肋软骨连接后再与胸骨相连，构成胸廓的骨性支架。第 11～12 肋骨不与胸骨相连，其前端呈游离状，称为浮肋。

（10）**肋间隙（左、右）**：为两个肋骨之间的空隙，第 1 肋骨下面的间隙为第 1 肋间隙，第 2 肋骨下面的间隙为第 2 肋间隙，其余以此类推。

（11）**肩胛骨（左、右）**：为三角形扁骨，贴于胸廓后外面，介于第 2～8 肋骨。内缘即脊柱缘，外缘即腋缘。

（12）**肩胛冈（左、右）**：为肩胛骨背侧面的一个横嵴。

（13）**肩胛下角（左、右）**：位于肩胛骨的最下端，肩胛骨内缘与外缘会合处。受检者取直立位、两上肢自然下垂时，肩胛下角可作为第 7 或第 8 肋骨水平的标志，或相当于第 8 胸椎的水平，此可作为后胸部计数肋骨的标志。

（14）**脊柱棘突**：是后正中线的标志。位于颈根部的第 7 颈椎棘突最为突出，其下即为胸椎的起点，常以此处作为识别和计数胸椎的标志。

（15）**肋脊角**：为第 12 肋骨与脊柱构成的夹角。其前为肾脏和输尿管上端所在的区域。

2. 垂直线标志

（1）**前正中线（即胸骨中线）**：为通过胸骨的正中线。即上端位于胸骨柄上缘的中点，向下通过剑突中央的垂直线。

（2）**胸骨线（左、右）**：为沿胸骨边缘与前正中线平行的垂直线。

（3）**胸骨旁线（左、右）**：为通过胸骨线与锁骨中线中间的垂直线。

（4）**锁骨中线（左、右）**：为通过锁骨的肩峰端与胸骨端两者中点所作与前正中线平行的直线，即通过锁骨中点向下的垂直线。

（5）**腋前线（左、右）**：为通过腋窝前皱襞沿前侧胸壁向下的垂直线。

（6）**腋后线（左、右）**：为通过腋窝后皱襞沿后侧胸壁向下的垂直线。

（7）腋中线（左、右）：为自腋窝顶端于腋前线和腋后线之间向下的垂直线。它与腋前线和腋后线距离相等。

（8）后正中线（即脊柱中线）：为通过椎骨棘突或沿脊柱正中下行的垂直线。

（9）肩胛线（左、右）：为双臂下垂时通过肩胛下角与后正中线平行的垂直线。

3. 自然陷窝和解剖区域

（1）胸骨上窝：胸骨柄上方的凹陷部，正常气管位于其后。

（2）锁骨上窝（左、右）：为锁骨上方的凹陷部，相当于两肺上叶肺尖的上部。

（3）锁骨下窝（左、右）：为锁骨下方的凹陷部，下界为第3肋骨下缘，相当于两肺上叶肺尖的下部。

（4）腋窝（左、右）：为上肢内侧与胸壁相连的凹陷部。

（5）肩胛上区（左、右）：为肩胛冈以上的区域，其外上界为斜方肌的上缘。

（6）肩胛下区：为两肩胛下角的连线与第12胸椎水平线之间的区域。

（7）肩胛间区：为两肩胛骨内缘之间的区域。后正中线将此区分为左右两部。

（8）肩胛区（左、右）：为肩胛冈以下、肩胛下角水平以上、肩胛骨内缘以外的区域。

二、视诊肺部

1. 暴露胸部

在环境及温度适宜的条件下，充分暴露受检者胸部。

2. 观察胸廓外形和对称性

正常胸廓的大小和外形在个体间有一些差异，但成年人胸廓前后径与左右径之比约为1∶1.5。常见的胸廓外形改变见图4-5。

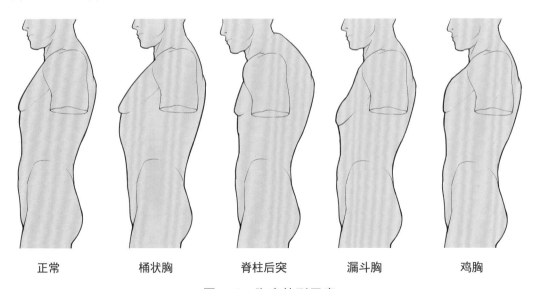

| 正常 | 桶状胸 | 脊柱后突 | 漏斗胸 | 鸡胸 |

图4-5　胸廓外形示意

扁平胸指胸廓呈扁平状，前后径缩短少于左右径的一半，见于瘦长体型者或慢性消耗性疾病（如肺结核等）患者。漏斗胸指胸骨、肋软骨及一部分肋骨向脊柱凹陷形似漏斗，而鸡胸指胸骨下端前突而胸廓前侧壁肋骨凹陷形似鸡的胸脯，这两种胸廓改变多由先天性疾病或佝偻病所致，多见于小儿。

3. 观察呼吸运动、呼吸节律

注意呼吸运动是否对称、有无增强或减弱消失，观察呼吸节律是否规整。

正常人静息状态下呼吸节律整齐，幅度均匀。病理状态下，可出现呼吸节律和幅度的变化，如出现潮式呼吸（Cheyne-Stokes 呼吸）、间停呼吸（Biots 呼吸）、叹息样呼吸，如图 4-6 所示。

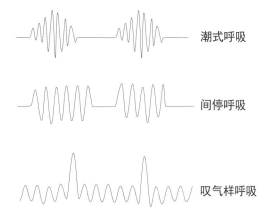

图 4-6　呼吸节律和幅度变化示意

4. 观察计数呼吸频率

检查方法详见第二章"一般检查、生命体征、淋巴结检查"。

不正常的呼吸减慢称为呼吸过缓；而呼吸太快，则称为呼吸急促或呼吸过速。过度通气是指各种原因（如高热、甲状腺功能亢进、癔症等）导致的呼吸频率过快，使体内的二氧化碳排出过多而引起呼吸性碱中毒，可出现各种症状，如自觉呼吸困难、胸闷、心跳加快、手脚麻木、手足抽搐等，严重的可引起意识障碍。由严重的代谢性酸中毒导致的呼吸深快，称为库斯莫尔（Kussmaul）呼吸。呼吸困难是指呼吸频率增快且呼吸费力，如果呼吸费力主要在吸气阶段，则称为吸气性呼吸困难；如果呼吸费力主要在呼气阶段，则称为呼气性呼吸困难。

呼吸频率和深度变化见图 4-7。

在儿童和成年男性，呼吸主要依赖横膈的运动，即以腹式呼吸为主；在女性，呼吸则主要依赖肋间肌肉运动，即以胸式呼吸为主。生理状态下，一般人两种呼吸共存，程度不同而已。胸式呼吸减弱而腹式呼吸增强，可见于广泛肺炎、肺水肿、重症肺结核、大量胸水和气胸、肋间神经痛和肋骨骨折等。腹式呼吸减弱而胸式呼吸增强，可见于腹膜炎、大量腹水、肝脾极度肿大、腹腔内巨大肿瘤及妊娠晚期。

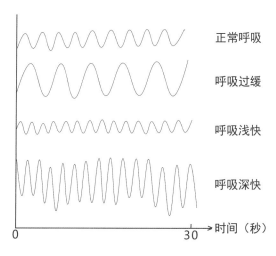

图 4-7　呼吸频率和深度示意

三、触诊肺部

1. 触诊气管，确定气管位置

检查方法参见第三章"头颈部检查"。

2. 触诊胸壁，检查有无压痛

（1）**检查胸壁压痛**：检查者将双手置于受检者胸廓上、中、下方对称部位，按压触诊胸壁。对于胸壁所有部位，都应触诊有无压痛。受检者"胸痛"的主诉可能只是局部肌肉骨骼疾病而非心肺疾病所致的，故需仔细检查胸壁所有部位有无压痛。

（2）**检查胸骨压痛**：检查者用右手拇指指端按压胸骨柄和胸骨体（如图4-8所示），

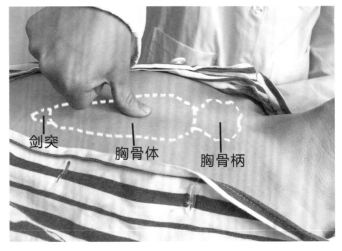

图 4-8　检查胸骨压痛示意

询问受检者有无感觉疼痛。胸骨压痛常见于急性白血病等。

（3）**胸廓挤压试验**：常用于检查受检者有无肋骨骨折和胸肋关节脱位。检查分两步进行：先进行前后挤压，即检查者一手按住受检者后背部，另一手从前面推压胸骨部，如果有肋骨骨折，则骨折处出现明显的疼痛感或可听到骨擦音，如图4-9a所示；然后进行两侧挤压，即检查者将两手分别放在受检者胸廓两侧，向中间用力挤压，如果有骨折或胸肋关节脱位，则在骨折或脱位处出现明显的疼痛感，如图4-9b所示。

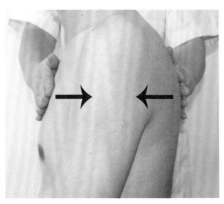
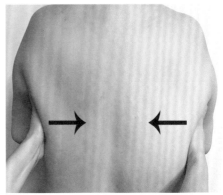

a. 前后挤压　　　　　　　　　　　b. 两侧挤压

图 4-9　胸廓挤压试验

另外，触诊胸壁时还应注意胸壁的弹性（需结合年龄因素考虑）、肋骨是否变得更水平，以及肋间隙的宽度；还要注意有无捻发感。捻发感是触诊胸壁皮肤的一种特殊感觉，即类似手握雪团的感觉，提示有皮下积气。

3. 胸廓扩张度检查

胸廓扩张度检查可以在受检者前胸下部或背部进行。

在前胸下部检查时，检查者双手拇指分别沿两侧肋缘指向剑突，拇指尖在正中线两侧对称位置，将两侧皮肤向中线轻推，使中间皮肤出现皱褶，将手掌及其余伸展手指置于前侧胸壁，嘱受检者深呼吸，观察胸廓活动变化所致的拇指间距变化和中间皮肤皱褶变化，从而判断呼吸运动的幅度及对称性（见图4-10a）。

在后背部检查时，将双手拇指平行置于第10后肋水平距中线数厘米对称位置，同样将两侧皮肤向中线轻推，将手掌及其余伸展手指对称置于胸廓两侧，嘱受检者深呼吸，观察胸廓活动变化所致的拇指间距变化和中间皮肤皱褶变化，从而判断呼吸运动的幅度及对称性（见图4-10b）。

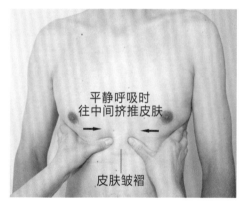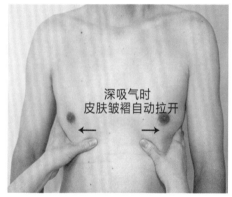

a. 在前胸部检查

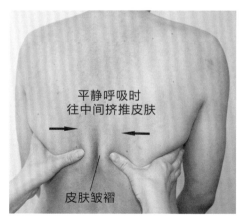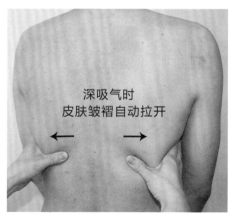

b. 在后背部检查

图 4-10　胸廓扩张度检查

4. 语音震颤检查

语音震颤为受检者发出语音，声波起源于喉部，沿气管、支气管及肺泡传到胸壁所引起共鸣的振动，可由检查者的手触及，故又称触觉震颤。语音震颤的强弱，与气道是否通畅以及胸壁传导性有关，能反映胸内病变的性质。语音震颤减弱或消失主要见于肺泡内含气量过多（如肺气肿、支气管哮喘发作期）、支气管阻塞（如支气管肺癌、支气管结核、支气管分泌物增多等）、胸膜高度增厚粘连、胸壁皮下气肿或皮下水肿等。语音震颤增强主要见于肺泡炎症浸润（如大叶性肺炎实变期、肺栓塞等）、接近胸膜的肺内有巨大空腔（如空洞型肺结核、肺脓肿等）、压迫性肺不张等。

语音震颤检查应分别在前胸部、背部等部位进行。在检查前胸部时，受检者取仰卧位比较合适，也可取坐位。在检查背部时，受检者应取坐位且双手臂抱于胸前（以便拉开两侧肩胛骨），检查者位于受检者背后触诊较方便。检查者以两手掌或两手掌尺侧缘轻轻平放于受检者胸壁两侧的对称部位，嘱受检者发"一"的长音；对于小儿，则应趁其啼哭时触诊。此时，检查者手掌可有振动感。若此种振动感较对侧相应部位或正常人增强，则为语音震颤增强。检查时应反复比较两侧对称部位，并双侧交叉对比，或根据需要嘱受检者提高声音或降低声调，如图 4-11 所示。语音震颤检查顺序示意见图 4-12。

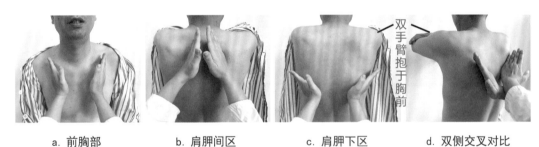

a. 前胸部　　　　b. 肩胛间区　　　　c. 肩胛下区　　　　d. 双侧交叉对比

图 4-11　语音震颤检查

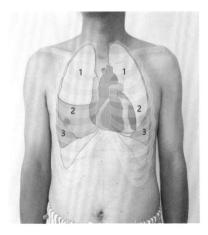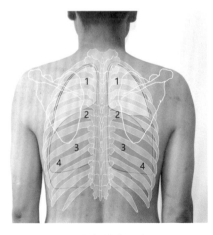

a. 前胸部触诊顺序　　　　　　　　　b. 背部触诊顺序

图 4-12　语音震颤检查顺序示意

5. 触诊胸膜摩擦感

正常时，胸膜脏层与壁层之间滑润，呼吸运动时不产生摩擦感。当各种原因引起胸膜炎症时，胸膜表面粗糙，呼吸时两层胸膜互相摩擦，可触到摩擦感，似皮革相互摩擦的感觉。胸膜摩擦感可见于各种原因引起的胸膜炎、胸膜原发或继发肿瘤、胸膜高度干燥（如严重脱水时）、肺部病变累及胸膜（如肺炎、肺脓肿、肺栓塞）、其他疾病（如糖尿病、尿毒症）等。

检查时，检查者将双手轻贴受检者呼吸动度最大的部位，即前下胸侧部或腋中线第5、6肋间（如图4-13所示），嘱受检者反复做深慢呼吸运动，此时若有脏、壁层胸膜相互摩擦的感觉，即胸膜摩擦感。胸膜摩擦感通常于呼吸两相均可触及，以吸气末与呼气初比较明显；若屏住呼吸，则此感觉消失，以此与心包摩擦感（屏住呼吸，摩擦感不消失）鉴别。

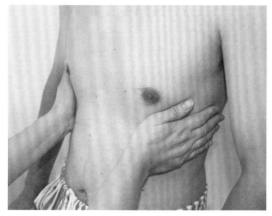

a. 在前面检查　　　　　　　　　　　　b. 在背面检查

图 4-13　胸膜摩擦感检查

四、叩诊肺部

肺部叩诊包括直接叩诊法、间接叩诊法两种。通常用间接叩诊法。直接叩诊法一般仅适用于胸部和肺部病变范围较广泛时，如在有大量胸腔积液、气胸时。检查者用手指掌面直接拍击被检查部位，感知并听取叩诊音，如图1-14a所示。

正常肺部叩诊音为清音。

1. 叩诊锁骨上窝（肺尖）

受检者通常取坐位（也可以取仰卧位），双上肢自然下垂，双手置于大腿外侧；检查者站在受检者背面或前面，从斜方肌前缘中央开始分别向两侧叩诊，板指紧贴皮肤（如图4-14所示）。当叩诊音由清音变为浊音时，即为肺尖的内外侧终点，正常清音带宽度为4～6厘米，又称Kronig峡。

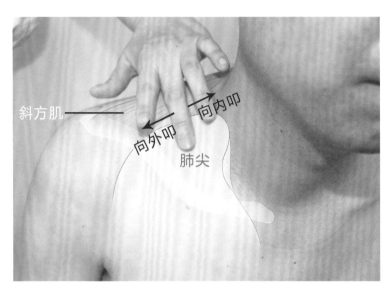

图 4-14　肺尖叩诊示意

2. 叩诊前胸部

前胸部叩诊音分布见图 4-15。受检者取坐位或仰卧位，叩诊自上而下、由外向内、左右对称、逐一肋间进行，注意双侧对比，板指平行于肋间隙（见图 4-16a）。

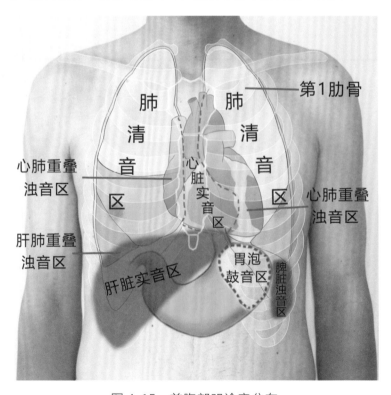

图 4-15　前胸部叩诊音分布

3. 叩诊侧胸部

受检者取坐位时，双手上抬置于枕后；卧位时，上肢外展。叩诊从腋窝开始，在腋中线、腋后线处，自上而下，左右对称进行，板指平行于肋间隙，见图 4-16b。

4. 叩诊背部

受检者取坐位检查时，双手臂交叉抱于胸前，使两侧肩胛骨尽量外移，以便于肩胛间区的检查。叩诊自上而下，由外向内，左右对称进行，肩胛间区板指与脊柱平行，肩胛下区板指与肋间隙平行，见图 4-16c 和图 4-16d。肩胛区因肩胛骨的覆盖不作肺部叩诊。

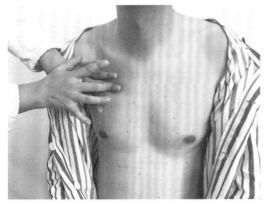

a. 前胸部（板指与肋间隙平行）

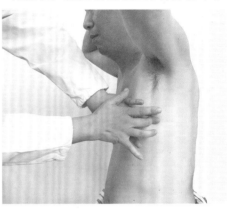

b. 侧胸部（板指与肋间隙平行）

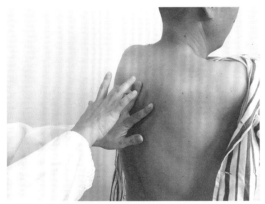

c. 肩胛间区（板指与脊柱平行）

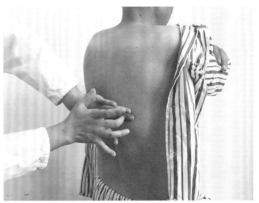

d. 肩胛下区（板指与肋间隙平行）

图 4-16　肺部的叩诊检查

5. 叩诊肺下界

受检者通常取坐位，平静呼吸。

检查者分别从锁骨中线第 2 肋间、腋中线腋窝下方、肩胛线第 8 肋间（肩胛下角下缘）开始叩诊，由上而下，由清音变为浊音处，即为肺下界。

肺下界位置：正常人平静呼吸时，两侧肺下界大致相同，通常位于锁骨中线第 6 肋间、腋中线第 8 肋间、肩胛线第 10 肋间，见图 4-17 示意。

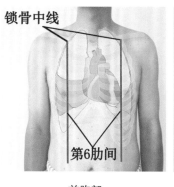
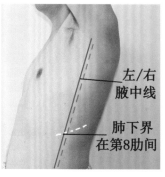
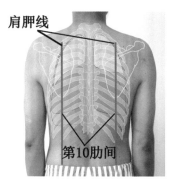

a. 前胸部　　　　　　　b. 侧胸部　　　　　　　c. 背部

图 4-17　肺下界示意

6. 叩诊肺下界移动度

在左右肩胛线上叩诊肺下界移动度：受检者通常取坐位，检查者将手指放置于平静呼吸时的肺下界处，嘱受检者深吸气后屏气，在肩胛线上迅速向下叩诊，在由清音变为浊音处作标记；检查者将手指重新放置于平静呼吸时的肺下界处，然后嘱受检者先平静呼吸再深呼气后屏气，在肩胛线上迅速向上叩诊，在由浊音变为清音处作标记，或者受检者深呼气后屏气，检查者从肩胛线第8肋间（肩胛下角下缘）由上而下叩诊，在由清音变为浊音处作标记。深吸气和深呼气两个肺下界的间距即为肺下界的移动范围，正常约为6～8厘米，见图4-18示意。

肺下界移动度的叩诊也可在腋中线或锁骨中线上进行。

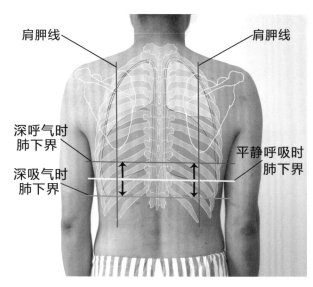

图 4-18　肺下界移动度示意

五、听诊肺部

检查时，受检者取坐位或卧位。听诊环境必须安静。听诊的顺序一般由肺尖开始，然后检查前胸部、侧胸部及背部。应自上而下逐一肋间进行听诊，而且要左右分别对称进行并比较。每个听诊点至少应听诊1～2个呼吸周期（1次吸气＋1次呼气＝1个呼吸周期）。听诊时，受检者做均匀呼吸，必要时嘱受检者做较深的呼吸或咳嗽后立即听诊，以便察觉呼吸音及附加音的改变。

1. 听诊锁骨上窝（肺尖）

通常选择钟型听诊器进行锁骨上窝（肺尖）听诊，见图 4-19。

2. 听诊前胸部

通常选择膜型听诊器进行前胸部听诊，见图 4-20。

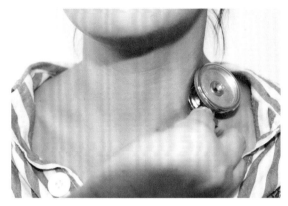

图 4-19　听诊锁骨上窝（肺尖）

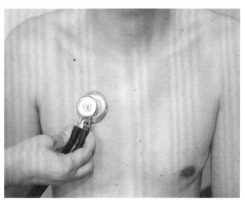

图 4-20　听诊前胸部

3. 听诊侧胸部

通常选择膜型听诊器进行侧胸部听诊。

4. 听诊背部

通常选择膜型听诊器进行背部听诊。

5. 语音共振（听觉语音）检查

检查者嘱受检者反复发"一"的长音，使用膜型听诊器在前胸部、侧胸部及背部分别听诊，注意声音的强度和性质，并进行两侧对比。

语音共振的临床意义同语音震颤，但较语音震颤更为敏感。

6. 胸膜摩擦音检查

检查者在受检者前下侧胸部或腋中线第5、6 肋间听诊有无胸膜摩擦音，见图 4-21。听诊时，注意与心包摩擦音鉴别，可以嘱受检者屏气后听诊。若屏气后摩擦音消失，则此摩擦音为胸膜摩擦音；若屏气后摩擦音仍存在，则此摩擦音为心包摩擦音。

胸膜摩擦音的临床意义同胸膜摩擦感。当胸腔积液较多时，因两层胸膜被分开，听诊胸膜摩擦音消失，触诊胸膜摩擦感也消失。

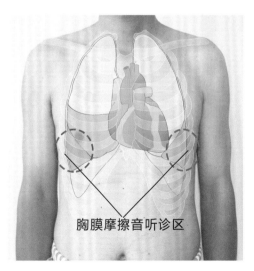

图 4-21　胸膜摩擦音听诊区

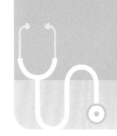

第五章

心血管系统检查

第一节　检查纲要

一、心脏检查

1. 心脏检查的体位。

2. 视诊。

（1）暴露心前区。

（2）斜照光或取切线方向观察。

（3）观察心尖搏动。

（4）观察心前区有无畸形、异常隆起和搏动。

3. 触诊。

（1）触诊二尖瓣区（即心尖区）。

（2）触诊肺动脉瓣区（胸骨左缘第 2 肋间）。

（3）触诊主动脉瓣区（胸骨右缘第 2 肋间、胸骨左缘第 3 肋间）。

（4）触诊三尖瓣区（胸骨左缘第 4、5 肋间，或胸骨体下端两侧）。

（5）触诊心包摩擦感（胸骨左缘第 3、4 肋间）。

（6）触诊上腹部有无搏动。

4. 叩诊。

（1）叩诊心脏左侧相对浊音界并标记。

（2）叩诊心脏右侧相对浊音界并标记。

（3）测量心脏相对浊音界。

5. 听诊。

（1）听诊体位。

（2）选择高质量的听诊器。

（3）温暖听诊器体件。

（4）听诊部位。

（5）听诊顺序。

（6）听诊内容（包括心率、心律、心音、额外心音、杂音和心包摩擦音）。

二、周围血管检查

1. 选择受检者体位。

2. 检查颈部血管。

（1）暴露颈部。

（2）视诊颈外静脉。

（3）测量颈静脉压。

（4）检查肝颈静脉回流征。

（5）触诊颈动脉搏动。

（6）听诊颈部有无血管杂音（颈静脉、颈动脉，颈根部）。

3. 检查上肢血管。

（1）测量血压。

（2）检查双手及指甲，注意有无发绀、杵状指（趾）等。

（3）检查有无毛细血管搏动征。

（4）触诊桡动脉脉搏。

（5）检查有无水冲脉。

（6）检查有无奇脉、交替脉、无脉。

4. 检查腹部血管。

（1）检查腹部动脉。

a. 听诊腹主动脉。

b. 听诊双侧肾动脉。

c. 听诊双侧髂总动脉。

d. 检查股动脉（触诊双侧股动脉、听诊双侧股动脉）。

（2）听诊腹部静脉杂音。

5. 检查下肢血管。

（1）触诊双侧足背动脉。

（2）检查双下肢水肿。

第二节　检查细则

人体的心血管系统，即血液循环系统，由心脏、动脉、毛细血管、静脉等组成，它是一个密闭的循环管道，血液在其中流动，将氧、各种营养物质、激素等供给全身各个器官和组织，又将组织代谢的废物运送到排泄器官（如两肺、肝胆、肾脏等），以保持人体内环境的稳态、新陈代谢的进行和维持人体正常的生命活动。

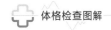

心血管系统体格检查分为心脏检查和周围血管检查两部分。

一、心脏检查

心脏位于人体胸腔中部偏左下方、横膈之上、两肺之间，体积约相当于本人拳头大小，外形像桃子，主要功能是为血液流动提供动力，通过血管把血液运行至身体各个部分，如图 5-1 所示。

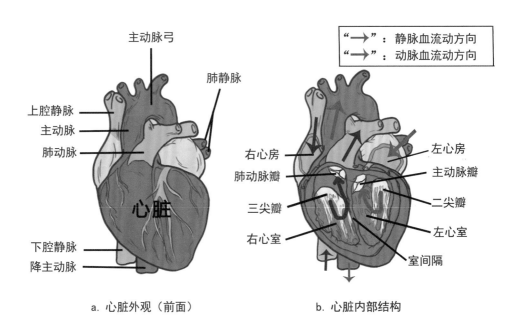

a. 心脏外观（前面）　　　　　b. 心脏内部结构

图 5-1　心脏示意

在进行心脏检查时，通常按视诊、触诊、叩诊、听诊的顺序依次进行，以全面了解心脏的情况。

1. 心脏检查的体位

受检者多取仰卧位，也可以取坐位，必要时可以取多个体位进行反复检查比较。检查者多位于受检者的右侧。

2. 视　诊

心脏视诊主要是观察心前区有无畸形、异常隆起和搏动、正常的心尖搏动。受检者尽可能取仰卧位。

（1）暴露心前区：检查者嘱受检者或帮助受检者解开上衣，暴露前胸部即心前区，注意受检者的保暖以及隐私保护。

（2）斜照光或取切线方向观察：视诊时取切线方向，或检查者视线与受检者胸廓同高（如图 5-2 所示），有助于发现心前区有无隆起、异常搏动，以及心尖搏动的部位。

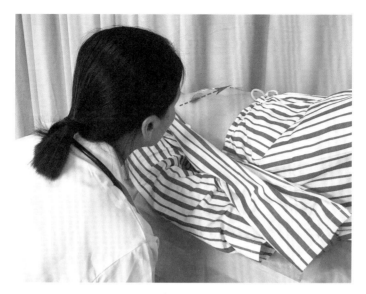

图 5-2　视诊心脏

（3）**观察心尖搏动**：心尖搏动主要是由心室收缩时心脏摆动，心尖向前冲击前胸壁相应部位而形成的。正常成人心尖搏动位于第 5 肋间，左锁骨中线内 0.5～1.0 厘米，搏动范围以直径计算为 2.0～2.5 厘米。

心尖搏动的强弱和位置改变可以受多种生理性或病理性因素影响。正常生理情况下，胸壁肥厚、乳房悬垂或肋间隙狭窄时，心尖搏动较弱，搏动范围也缩小；胸壁薄或肋间隙增宽时，心尖搏动相应增强，范围也较大；另外，剧烈运动与情绪激动时，心尖搏动也随之增强。

负性心尖搏动：心脏收缩时，心尖搏动内陷，称负性心尖搏动。见于粘连性心包炎或心包与周围组织广泛粘连；重度右心室肥厚致心脏顺钟向转位，而使左心室向后移位也可引起负性心尖搏动。

（4）**观察心前区有无畸形、异常隆起和搏动。**

有些畸形，如鸡胸、漏斗胸、脊柱畸形等可使心脏发生偏移；这些畸形也可能提示存在某种疾病，如脊柱后侧凸可引起肺源性心脏病，鸡胸可伴有马方综合征等。

心前区隆起提示可能存在先天性心脏病，如法洛四联症、肺动脉瓣狭窄等，由右心室肥大所致。

胸骨左缘第 3～4 肋间搏动多见于先天性心脏病（如房间隔缺损等）所致的右心室肥厚。

剑突下搏动可能是右心室收缩期搏动（可见于心脏垂位时或存在肺源性心脏病右心室肥大等），也可能是腹主动脉搏动（可见于消瘦者或存在腹主动脉瘤等）。

心底部搏动，胸骨左缘第 2 肋间（肺动脉瓣区）收缩期搏动则多见于肺动脉扩张或肺动脉高压，也可见于少数正常青年人（特别是瘦长体形者）在体力活动或情绪激动时；胸骨右缘第 2 肋间（主动脉瓣区）收缩期搏动，多为主动脉弓动脉瘤或升主动脉扩张。

3. 触　诊

心脏触诊时，受检者可以取仰卧位或坐位，必要时可以变换多种体位。开始触诊时，检查者可以先用右手全手掌置于心前区，确定需触诊的部位和范围，然后用手掌尺侧（小鱼际）或食指、中指等指腹进行触诊。触诊内容主要是心尖搏动的强弱、位置和范围，各瓣膜区有无震颤，以及有无心包摩擦感等。触诊部位主要是二尖瓣区（即心尖区）、肺动脉瓣区、主动脉瓣区、三尖瓣区以及胸骨左缘第 3、4 肋间（触诊心包摩擦感）等。

（1）触诊二尖瓣区（即心尖区）：心尖区可以用二步法触诊，即：第一步，检查者先用右手掌小鱼际部位触诊（如图 5-3a 所示），确定心尖搏动大致位置和范围，感知心尖搏动的强弱、有无震颤等；第二步，检查者用右手食指和中指指腹触诊（如图 5-3b 所示），以确定心尖搏动的准确位置和范围。

正常人心尖搏动的最强点位于左第 4 或第 5 肋间左锁骨中线内侧，一般不超过 1 个肋间。仰卧位时，25% ～ 40% 的成年人能触及心尖搏动；左侧卧位时，50% 的成年人能触及心尖搏动。因此，如果平卧位未触及心尖搏动，请受检者取左侧卧位再触诊。正常人心尖区无异常搏动及震颤。

抬举性心尖搏动：左心室肥大时，心尖区可有抬举性搏动，即用手指触诊时，手指被强有力的心尖搏动抬起并向左下移位。

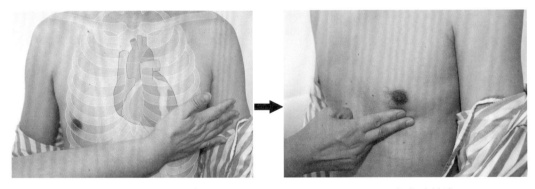

a. 用右手掌小鱼际部位触诊　　　　　　　　　b. 用手指指腹触诊

图 5-3　触诊二尖瓣区（即心尖区）

（2）触诊肺动脉瓣区（胸骨左缘第 2 肋间）：检查者用手掌小鱼际在受检者胸骨左缘第 2 肋间触诊，见图 5-4 和图 5-5。注意感知有无异常搏动、震颤。

（3）触诊主动脉瓣区（胸骨右缘第 2 肋间、胸骨左缘第 3 肋间）：检查者用手掌小鱼际在受检者胸骨右缘第 2 肋间、胸骨左缘第 3 肋间触诊，见图 5-4 和图 5-5。注意感知有无异常搏动、震颤。

（4）触诊三尖瓣区（胸骨左缘第 4、5 肋间，或胸骨体下端两侧）：检查者用手掌小鱼际在受检者胸骨左缘第 4、5 肋间或胸骨体下端两侧触诊，见图 5-4 和图 5-5。注意感知有无异常搏动、震颤。

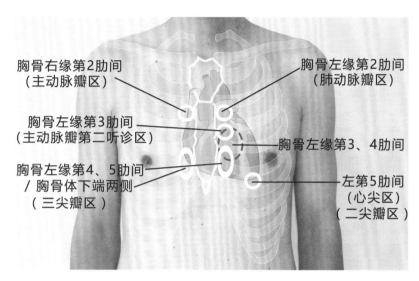

图 5-4　心脏触诊和听诊部位

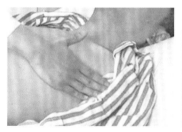

a. 心尖区
（二尖瓣区）

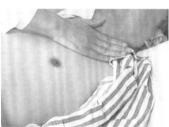

b. 胸骨左缘第 2 肋间
（肺动脉瓣区）

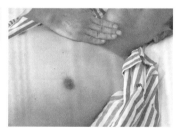

c. 胸骨右缘第 2 肋间
（主动脉瓣区）

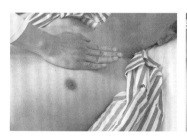

d. 胸骨左缘第 3 肋间
（主动脉瓣第二听诊区）

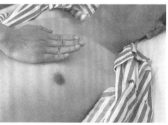

e. 胸骨左缘第 4、5 肋间
（三尖瓣区）

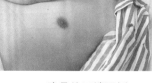

f. 胸骨体下端两侧
（三尖瓣区）

图 5-5　心脏触诊部位

震颤是指心脏搏动时用手触诊而感到的一种细小振动，此振动与猫在安静时产生的呼吸震颤相似，故又被称为"猫喘"。震颤是器质性心脏病的特征性体征之一，常伴响亮、粗糙或隆隆样心脏杂音。心前区震颤的临床意义见表 5-1。

表 5-1　心前区震颤的临床意义

时期	部位	常见病变
收缩期	胸骨右缘第 2 肋间	主动脉瓣狭窄
	胸骨左缘第 2 肋间	肺动脉瓣狭窄
	胸骨左缘第 3、4 肋间	室间隔缺损
	心尖部	重度二尖瓣关闭不全
舒张期	心尖部	二尖瓣狭窄
连续性	左胸部第 2 肋间，靠近胸骨左缘处	动脉导管未闭

（5）触诊心包摩擦感（胸骨左缘第 3、4 肋间）：在心包膜发生炎性变化时，渗出的纤维蛋白使其表面变得粗糙；当心脏搏动时，心包脏层与壁层间的摩擦引起振动，以致在胸壁触诊时可感觉到，于心脏收缩期和舒张期均能触及，尤其在受检者取坐位并上身适当前倾（使心脏靠近胸壁）时更易触及。

检查时，受检者取仰卧位或坐位并上身前倾体位，检查者用右手掌小鱼际在其胸骨左缘第 3、4 肋间触诊，见图 5-5 和图 5-6。在受检者呼气末时容易触及，这是因为此时该处心脏表面无肺脏覆盖（呼气时肺缩小）。并嘱受检者屏住呼吸时再触诊，与胸膜摩擦感不同，心包摩擦感不会因暂停呼吸（屏气）而消失。

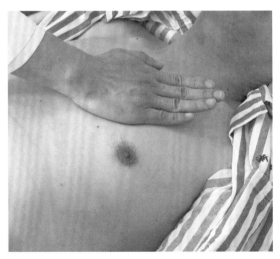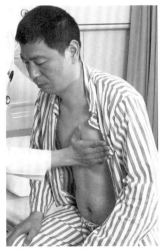

a. 仰卧位　　　　　　　　　　　　b. 坐位并上身前倾

图 5-6　触诊心包摩擦感

（6）触诊上腹部有无搏动：检查者将右手食指和中指放在剑突下，指端指向剑突，向上后方加压（如图 5-7 所示）。如果搏动冲击指尖，且深吸气时增强，则为右心室搏动，提示有右心室肥大。如果搏动冲击手指指腹，且深吸气时减弱，则为腹主动脉搏动，或提示为腹主动脉瘤。消瘦、腹壁薄或空腹时，剑突下搏动常为正常的腹主动脉搏动传导所致。

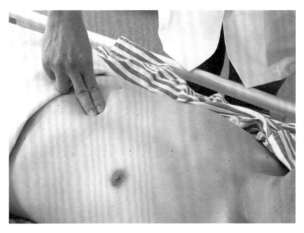

图 5-7　触诊上腹部搏动

4. 叩　诊

心脏叩诊采用间接叩诊法，通过叩诊心脏相对浊音界，来粗略估计心界大小及形状。因为心脏不含气，不被肺掩盖的部分叩诊呈实音（绝对浊音），其边界为绝对浊音界；心脏两侧被肺掩盖的部分叩诊呈浊音（相对浊音）。心界是指心脏相对浊音界，反映心脏的实际大小，如图 5-8 所示。

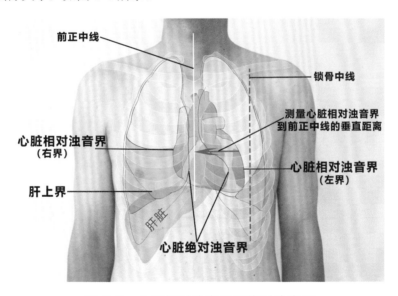

图 5-8　心脏相对浊音界和绝对浊音界

（1）叩诊心脏左侧相对浊音界并标记：受检者取仰卧位，检查者从受检者左第 5 肋间开始叩诊，从心尖搏动最强点外 2～3 厘米处开始，从外向内叩诊，板指平行于肋间隙，在由清音转为浊音处作标记，如此自下而上，由外向内，逐一肋间叩诊直至第 2 肋间，标记处即为心脏左侧相对浊音界。

（2）叩诊心脏右侧相对浊音界并标记：检查者在受检者右锁骨中线上，先自上而下叩出肝上界（一般为第5肋间），然后从肝上界的上一个肋间开始，自下而上，由外向内，逐一肋间叩诊直至第2肋间，在浊音处做标记，标记处即为心脏右侧相对浊音界。

（3）测量心脏相对浊音界：测量心脏相对浊音界，即测量各个肋间浊音处标记点至前正中线的垂直距离，同时测量左锁骨中线与前正中线间的垂直距离，以厘米（cm）作记录，如图5-9和表5-2所示。

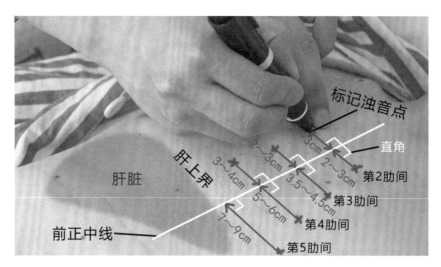

图 5-9　测量心脏相对浊音界示意

表 5-2　正常心脏相对浊音界（距前正中线的距离）

右界（cm）	肋间	左界（cm）
2～3	第2肋间	2～3
2～3	第3肋间	3.5～4.5
3～4	第4肋间	5～6
	第5肋间	7～9

注：左锁骨中线与前正中线间的垂直距离为8～10厘米（cm）。

5. 听　诊

心脏听诊是心脏体格检查中最重要和较难掌握的方法。

（1）**听诊体位**：听诊时，受检者可取卧位或坐位，有时需嘱受检者配合采取特殊体位以利于听诊。如怀疑有二尖瓣狭窄，宜取左侧卧位；怀疑有主动脉瓣关闭不全，宜取坐位且上半身前倾位。

（2）**选择高质量的听诊器**：检查者应选择高质量的听诊器（尽量选择钟型听诊器，即听诊头上既有钟型面也有膜型面）以利于获得更多和更可靠的信息。其中，钟型面需轻放于听诊部位，适合于听低音调的声音，如二尖瓣舒张期隆隆样杂音；膜型面需紧贴皮肤，能滤过部分低音调的声音而适用于听高音调的声音，如主动脉瓣舒张期叹气样杂音。

（3）温暖听诊器的体件：听诊前，检查者最好用双手掌心温暖听诊器的体件，从而不使受检者皮肤感受寒冷刺激，但不能隔着衣服进行心脏听诊。

（4）听诊部位：各个瓣膜区的听诊部位同心脏触诊，见图5-4和图5-10。

a. 心尖区（二尖瓣区）：即心尖搏动最强处。此处听诊至少30秒钟，并计数每分钟的心率。

b. 肺动脉瓣区：即胸骨左缘第2肋间。

c. 主动脉瓣区：即胸骨右缘第2肋间。

d. 主动脉瓣第二听诊区（又称Erb区）：即胸骨左缘第3肋间。

e. 三尖瓣区：即胸骨左缘第4、5肋间，胸骨体下端两旁。

f. 心包摩擦音：在怀疑有心包摩擦音时，可嘱受检者取坐位并上身前倾，并在呼气末于胸骨左缘第3、4肋间听诊。

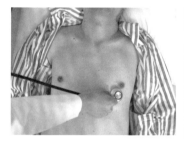
a. 心尖区
（二尖瓣区）

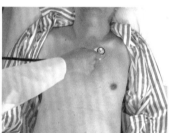
b. 胸骨左缘第2肋间
（肺动脉瓣区）

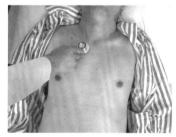
c. 胸骨右缘第2肋间
（主动脉瓣区）

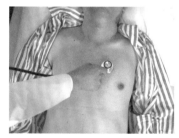
d. 胸骨左缘第3肋间
（主动脉瓣第二听诊区）

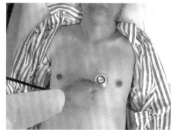
e. 胸骨左缘第4、5肋间
（三尖瓣区）

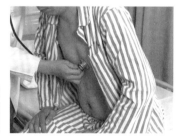
f. 胸骨左缘第3、4肋间
（听诊心包摩擦音）

图5-10　心脏听诊部位

（5）听诊顺序：与触诊顺序通常相同，先从二尖瓣区开始，依次听诊肺动脉瓣区、主动脉瓣区、主动脉瓣第二听诊区、三尖瓣区，最后听诊胸膜摩擦音（如图5-9所示）。也可从心底部开始依次听诊各个瓣膜区。

（6）听诊内容：包括心率、心律、心音、额外心音、杂音和心包摩擦音。

a. 心率：指每分钟心搏次数。正常成人在安静、清醒的情况下的心率范围为 60 ～ 100 次 / 分，老年人偏慢，女性稍快，儿童较快，3 岁以下儿童的心率多在 100 次 / 分以上。凡成人心率超 100 次 / 分，婴幼儿心率超过 150 次 / 分，称为心动过速。心率低于 60 次 / 分，称为心动过缓。心动过速与过缓可表现为短暂性或持续性，可由多种生理性、病理性或药物性因素引起。

b. 心律：指心脏跳动的节律。正常人的心律基本规则，部分青少年可出现随呼吸改变的心律。吸气时心率增快，呼气时减慢，称为窦性心律不齐，一般无临床意义。在听诊所能发现的心律失常中，最常见的是期前收缩（通常简称"早搏"）和心房颤动（通常简称"房颤"）。

期前收缩是指在规则心律的基础上，突然提前出现一次心跳，其后有一较长间歇。如果期前收缩规律出现，则可形成联律，例如连续每一次窦性搏动后出现一次期前收缩，称二联律；每两次窦性搏动后出现一次期前收缩，则称为三联律，以此类推。需注意的是，根据听诊发现的期前收缩不能判断期前收缩的来源（房性、交界性、室性），必须借助于心电图进行判断。

心房颤动的听诊特点是心律绝对不规则、第一心音强弱不等和脉率少于心率，后者称脉搏短绌。脉率少于心率的原因是过早的心室收缩（心室内仅有少量的血液充盈）不能将足够的血液输送到周围血管。心房颤动的常见原因有二尖瓣狭窄、高血压、冠状动脉粥样硬化性心脏病和甲状腺功能亢进症等。少数原因不明称特发性。

c. 心音：按其在心动周期中出现的先后次序，可依次命名为第一心音、第二心音、第三心音和第四心音。通常情况下，只能听到第一心音和第二心音；在部分青少年可闻及第三心音；一般听不到第四心音，如听到第四心音，属病理性。

d. 额外心音：指在正常第一心音和第二心音之外听到的附加心音，与心脏杂音不同。额外心音多数为病理性，大部分出现在第二心音之后即舒张期，与原有的第一心音和第二心音构成三音律，如奔马律、开瓣音和心包叩击音等；也可出现在第一心音之后即收缩期，如收缩期喷射音。少数可出现两个附加心音，则构成四音律。如发现有额外心音，应注意其出现在收缩期还是舒张期，以及它的强度和音调。

e. 杂音：指除心音与额外心音外，在心脏收缩期或舒张期发现的异常声音。心脏杂音性质的判断对于心脏病的诊断具有重要的参考价值。若发现心脏杂音，应仔细听诊。注意每个瓣膜区杂音出现的时期，是收缩期还是舒张期，每个瓣膜区应用膜型和钟型两种听诊器体件听诊。

杂音产生的机制：正常血流呈层流状态。在血流加速、异常血流通道、血管管径异常改变等情况下，可使层流转变为湍流或旋涡而冲击心壁、大血管壁、瓣膜、腱索等，使之振动而在相应部位产生杂音。

听诊杂音的要点：包括杂音出现时期、最响部位、性质、传导方向、强度、形态，以及体位、呼吸和运动对杂音的影响。

杂音出现时期：根据杂音出现的时期，可分为收缩期杂音、舒张期杂音、连续性杂音和双期杂音（在收缩期与舒张期均出现但不连续的杂音）。舒张期杂音和连续性杂音一般为器质性杂音，而收缩期杂音可能是器质性或功能性杂音，应注意鉴别。

杂音最响部位：杂音最响部位常与病变部位有关。如杂音在心尖部最响，提示二尖瓣病变；如杂音在主动脉瓣区或肺动脉瓣区最响，则分别提示为主动脉瓣病变或肺动脉瓣病变；如在胸骨左缘第 3、4 肋间闻及响亮而粗糙的收缩期杂音，则应考虑室间隔缺损等。

杂音性质：指由于杂音的频率不同而表现出音调与音色的不同。临床上常用于形容杂音音调的词有柔和、粗糙。杂音的音色可形容为吹风样、隆隆样（雷鸣样）、机器样、喷射样、叹气样（哈气样）、乐音样和鸟鸣样等。不同音调与音色的杂音，反映不同的病理变化。临床上可根据杂音的性质推断不同的病变。如心尖区舒张期隆隆样杂音是二尖瓣狭窄的特征；心尖区粗糙的吹风样全收缩期杂音，常提示二尖瓣关闭不全；心尖区柔和的吹风样杂音常为功能性杂音；主动脉瓣第二听诊区舒张期叹气样杂音为主动脉瓣关闭不全等。

杂音传导方向：杂音的传导方向有一定的规律，如二尖瓣关闭不全的杂音多向左腋下传导，主动脉瓣狭窄的杂音向颈部传导，而二尖瓣狭窄的隆隆样杂音则局限于心尖区。由于许多杂音具有传导性，所以在心脏任何听诊区听到的杂音除考虑相应的瓣膜病变外，尚应考虑是否由其他部位传导所致。一般来说，杂音传导得越远，其声音将变得越弱，但性质仍保持不变。因此，可将听诊器自某一听诊区逐渐移向另一听诊区，若杂音逐渐减弱，只在某一听诊区杂音最响，则可能仅是该听诊区相应的瓣膜或部位有病变，其他听诊区的杂音是传导而来的。若移动时，杂音先逐渐减弱，而在移近另一听诊区时，杂音有增强且性质不相同，则应考虑两个瓣膜或部位均有病变。

杂音强度：收缩期杂音的强度一般采用 Levine 级分级法（见表 5-3）；舒张期杂音的分级也可参照表 5-3，但也有只分为轻、中、重度三级的。

表 5-3　杂音强度分级

级别	响度	听诊特点	震颤
Ⅰ级	很轻	很弱，易被初学者或缺少心脏听诊经验者所忽视	无
Ⅱ级	轻度	能被初学者或缺少心脏听诊经验者听到	无
Ⅲ级	中度	明显的杂音	无
Ⅳ级	中度	明显的杂音	有
Ⅴ级	响亮	胸件部分接触胸壁即可听到	明显
Ⅵ级	响亮	即使胸件稍离开胸壁一点距离也能听到	明显

杂音分级的记录方法：杂音级别为分子，6 为分母，则响度为 2 级的杂音记录为 2/6 级杂音。

杂音形态：指在心动周期中杂音强度的变化规律，用心音图记录构成一定的形态。

常见的杂音形态有 5 种。①递增型杂音：杂音由弱逐渐增强，如二尖瓣狭窄的舒张期隆隆样杂音；②递减型杂音：杂音由较强逐渐减弱，如主动脉瓣关闭不全时的舒张期叹气样杂音；③递增递减型杂音：又称菱形杂音，即杂音由弱转强，再由强转弱，如主动脉瓣狭窄的收缩期杂音；④连续型杂音：杂音由收缩期开始，逐渐增强，高峰在第二心音处，舒张期开始渐减，直到下一心动的第一心音前消失，如动脉导管未闭的连续性杂音；⑤一贯型杂音：强度大体保持一致，如二尖瓣关闭不全的全收缩期杂音。

体位、呼吸和运动对杂音的影响：采取某特定的体位或体位改变、运动后、深吸气或呼气、屏气等动作，可使某些杂音增强或减弱，有助于杂音的判别。①体位：左侧卧位可使二尖瓣狭窄的舒张期隆隆样杂音更明显；前倾坐位时易于闻及主动脉瓣关闭不全的叹气样杂音；仰卧位时，二尖瓣、三尖瓣与肺动脉瓣关闭不全的杂音更明显。此外，迅速改变体位时，血流分布和回心血量的改变也可影响杂音的强度，如从卧位或下蹲位迅速站立，使瞬间回心血量减少，从而使二尖瓣、三尖瓣、主动脉瓣关闭不全及肺动脉瓣狭窄与关闭不全的杂音均减轻，而肥厚型梗阻性心肌病的杂音则增强。②呼吸：深吸气时，胸腔负压增加，回心血量增多和右心室排血量增加，从而使与右心相关的杂音增强，如三尖瓣或肺动脉瓣狭窄与关闭不全。如深吸气后紧闭声门并用力作呼气动作（Valsalva 动作）时，胸腔压力增高，回心血量减少，经瓣膜产生的杂音一般减轻，而肥厚型梗阻性心肌病的杂音则增强。③运动：使心率增快，心搏增强，在一定的心率范围内也使杂音增强。

f. 心包摩擦音：指脏层与壁层心包由于生物性或理化因素致纤维蛋白沉积而粗糙，以致在心脏搏动时产生摩擦而出现的声音。心包摩擦音音质粗糙、音调高、搔抓样、比较表浅，类似纸张摩擦的声音。其在心前区或胸骨左缘第 3、4 肋间最响亮，坐位并上身前倾及呼气末更明显，见图 5-10。典型的心包摩擦音呈三相，即心房收缩→心室收缩→心室舒张期，但多为心室收缩→心室舒张的双期摩擦音，有时也可仅出现在收缩期。心包摩擦音与心搏一致，屏气时摩擦音仍存在，可据此与胸膜摩擦音相鉴别。其可见于各种感染性心包炎，也可见于急性心肌梗死、尿毒症、心脏损伤后综合征和系统性红斑狼疮等非感染性情况导致的心包炎。在心包腔有一定积液量后，摩擦音可消失。

二、周围血管检查

血管是输送血液的管道。除角膜、毛发、指（趾）甲、牙质及上皮等地方外，血管遍布人体全身。血管按构造功能不同，分为动脉血管、静脉血管和毛细血管三种。动脉起自心脏，不断分支，口径渐细，管壁渐薄，最后分成大量的毛细血管，分布到全身各组织和细胞间。毛细血管再汇合，逐级形成静脉，最后返回心脏。动脉与静脉通过心脏连通，全身血管构成封闭式管道。人体内血管分布常具有对称性，大血管的走向多与身体长轴平行，如图 5-11（扫描自参考文献 [15]）所示。

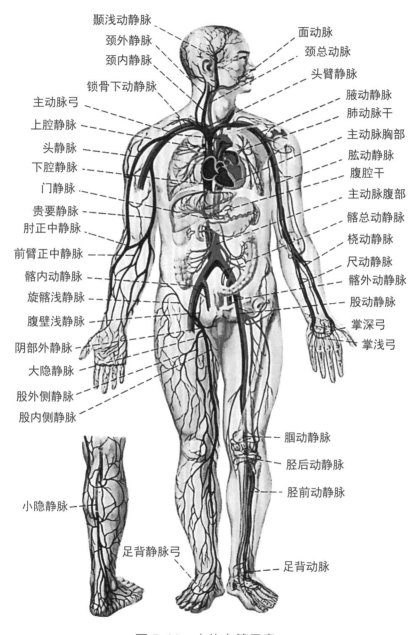

颞浅动静脉
颈外静脉
颈内静脉
锁骨下动静脉
主动脉弓
上腔静脉
头静脉
下腔静脉
门静脉
贵要静脉
肘正中静脉
前臂正中静脉
髂内动静脉
旋髂浅静脉
腹壁浅静脉
阴部外静脉
大隐静脉
股外侧静脉
股内侧静脉
小隐静脉
足背静脉弓

面动脉
颈总动脉
头臂静脉
腋动静脉
肺动脉干
主动脉胸部
肱动静脉
腹腔干
主动脉腹部
髂总动静脉
桡动静脉
尺动静脉
髂外动静脉
股动静脉
掌深弓
掌浅弓
腘动静脉
胫后动静脉
胫前动静脉
足背动脉

图 5-11　人体血管示意

血管检查是心血管检查的重要组成部分，包括颈部血管、上肢血管、腹部血管、下肢血管等检查。

1. 选择受检者体位

一般让受检者取仰卧位，有时也需要取坐位或站立位进行检查。

2. 检查颈部血管

（1）暴露颈部。

（2）视诊颈外静脉。

颈外静脉是颈部浅静脉最大的一支，其体表投影为自下颌角至锁骨中点的连线，如图 5-12 所示。

正常人取立位或坐位时，颈外静脉

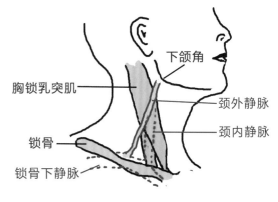

图 5-12 颈外静脉示意

常不显露；平卧位时，可稍见充盈，充盈的水平仅限于锁骨上缘至下颌角距离的下 2/3 以内。

在坐位或身体呈 45° 的半卧位时，如果颈外静脉明显充盈、怒张或搏动，则为异常征象，提示颈静脉压升高。颈静脉压升高常见于右心衰竭、缩窄性心包炎、心包积液、上腔静脉阻塞综合征，以及胸腔、腹腔压力增高等情况。

如果平卧位时看不到颈外静脉充盈，则提示低血容量状态。

（3）测量颈静脉压。

通过测量颈静脉压，可粗略估计中心静脉压。

检查时，受检者取坐位或半卧位，首先找到右侧颈外静脉最高点，测量从此点到胸骨角水平线的垂直距离（如图 5-13 所示），此距离加上 5 厘米即为该受检者的中心静脉压。正常人半卧位时，右侧颈外静脉最高点不超过胸骨角上 3 厘米，一般成人胸骨角位于右心房上约 5 ～ 7 厘米，故颈静脉压约为 5 ～ 10cmH_2O。

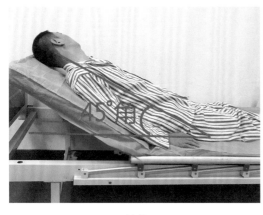

a. 体位

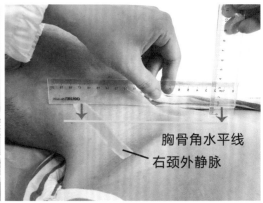

b. 测量

图 5-13 测量颈静脉压示意

（4）检查肝颈静脉回流征。

详见第六章"腹部检查"。

（5）触诊颈动脉搏动。

观察颈部有无异常颈动脉搏动，正常人的颈动脉搏动不易察觉。

在颈的下半部分胸锁乳突肌前缘间隙内，触诊颈动脉，注意其搏动的强度与节律，双侧对比，但严禁双侧同时按压检查，见图 5-14。

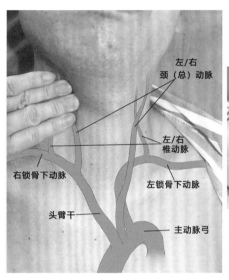
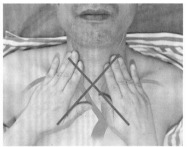

a. 触诊一侧颈动脉

b. 双侧颈动脉不可以同时按压！

图 5-14　触诊颈动脉示意

（6）听诊颈部有无血管杂音（颈静脉、颈动脉、颈根部）。

使用听诊器钟型体件听诊左右颈静脉、颈动脉还有颈根部（颈部与胸部之间的接壤区域），注意有无血管杂音，见图 5-15。

3. 检查上肢血管

（1）测量血压。

详见第二章"一般检查、生命体征、浅表淋巴结检查"。

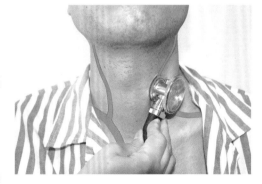

图 5-15　听诊颈部血管示意

（2）检查双手及指甲，注意有无发绀、杵状指（趾）等。

发绀，有时也称紫绀，通常指血液中还原血红蛋白增多使皮肤和黏膜呈青紫色，多提示有缺氧情况，多见于心肺疾病，也可见于血液中存在异常血红蛋白的情况（如高铁血红蛋白血症、硫化血红蛋白血症等）。

杵状指（趾），又称鼓槌指（趾），表现为手指或足趾末端增生、肥厚，呈杵状膨大。其特点为末端指（趾）节明显增宽增厚，指（趾）甲从根部到末端呈拱形隆起，使指（趾）端背面的皮肤与指（趾）甲所构成的基底角等于或大于180°，如图5-16（下载自参考文献[14]）所示。杵状指（趾）多见于慢性或先天性心肺疾病、消化系统疾病等，由于肢体末端长期慢性缺血缺氧、代谢障碍等导致毛细血管和组织异常增生。

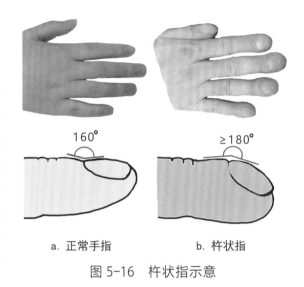

a. 正常手指   b. 杵状指

图5-16　杵状指示意

（3）检查有无毛细血管搏动征。

用手指轻压受检者指甲床末端使局部发白，如发白的局部边缘见到红白交替的节律性改变，称为毛细血管搏动征阳性，见图5-17。常见于主动脉瓣关闭不全或其他脉压增大的疾病。

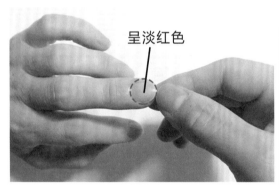
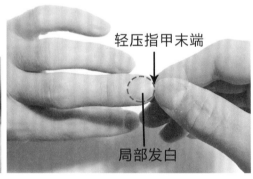

a. 轻压指甲前   b. 轻压指甲末端后观察毛细血管搏动情况

图5-17　检查有无毛细血管搏动征

（4）触诊桡动脉脉搏。

详见第二章"一般检查、生命体征、淋巴结检查"。

（5）检查有无水冲脉。

在怀疑有脉压增大时，检查有无水冲脉。检查者将受检者手臂抬高过头，感知桡动脉搏动，见图5-18。如果其脉搏骤起骤降、急促有力，称为水冲脉，提示脉压增大。

（6）检查有无奇脉、交替脉、无脉。

检查有无奇脉：嘱受检者做深呼吸，感知桡动脉搏动，如果在吸气时脉搏明显减弱或消失，则提示存在奇脉。奇脉虽然可用触诊发现，但以血压计听诊血压变化更可靠。当气袖压力逐渐下降时，呼气相出现的第一音是收缩压高水平；继续下降时，呼气和吸气相均能听到的为收缩压低水平，如两者相差 10mmHg 以上则为异常。奇脉是心脏压塞的重要体征之一，多数见于心包腔压力增高的心包积液，少数见于缩窄性心包炎，在吸气时脉搏明显减弱。哮喘和肺气肿等肺阻塞性疾病是奇脉常见的非心源性原因。

图 5-18　检查有无水冲脉

检查有无交替脉：交替脉指节律规则而强弱交替的脉搏，必要时嘱受检者在呼气中期屏住呼吸，以排除呼吸变化所影响的可能性。如测量血压可发现强弱脉搏间有 10 ~ 30mmHg 的压力差，在气袖慢慢放气至脉搏声刚出现时，代表强搏的声音，此时的频率为心率的一半，一般认为系左室收缩力强弱交替所致，是左心室心力衰竭的重要体征之一。交替脉常见于高血压性心脏病、急性心肌梗死和主动脉瓣关闭不全导致的心力衰竭等。

检查有无无脉：无脉即脉搏消失，可见于严重休克及多发性大动脉炎。多发性大动脉炎导致的无脉系由某部位动脉闭塞而致相应部位脉搏消失。

4. 检查腹部血管

（1）**检查腹部动脉**：腹部动脉主要有腹主动脉、肾动脉、髂总动脉、股动脉等，检查部位见图 5-19。腹部动脉杂音多为收缩期杂音。

a. **听诊腹主动脉**：使用听诊器膜型体件，紧压于脐上腹部中线处听诊有无腹主动脉血管杂音。

b. **听诊双侧肾动脉**：使用听诊器膜型体件，紧压于脐上约 5 厘米、距正中线约 3 ~ 5 厘米的左右两侧上腹部（见图 5-19），或于腰背部肋脊角区（见图 5-20），听诊有无来自肾动脉的血管杂音，并做双侧对比。

c. **听诊双侧髂总动脉**：使用听诊器膜型体件，紧压于左、右两侧下腹部，听诊有无

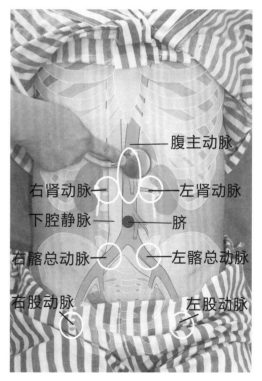

腹主动脉

右肾动脉　　　左肾动脉

下腔静脉　　　脐

右髂总动脉　　　左髂总动脉

右股动脉　　　左股动脉

图 5-19　腹部动脉听诊位置示意

来自髂总动脉的血管杂音，并做双侧对比。

d. 检查股动脉：

①触诊双侧股动脉：检查者在受检者髂前上棘至耻骨联合连线的中点处（腹股沟中部）触诊股动脉，并注意双侧对比。

②听诊双侧股动脉：在股动脉搏动减弱或消失时，一般有必要听诊股动脉（如疑有多发性大动脉炎累及髂总动脉或腹主动脉），可用膜型体件置于股动脉上听杂音，如有杂音，则

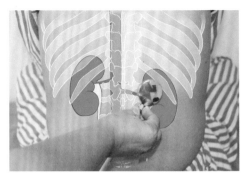

图 5-20　听诊肾动脉（肋脊角区）

可能有引起腹主动脉、髂动脉、股动脉阻塞的疾病。

当疑有主动脉瓣关闭不全时，注意有无"嗒嗒"枪击音和 Duroziez 征。将听诊器钟形体件的远侧边缘加压于股动脉上（造成人工狭窄），听诊有无收缩期和舒张期均有的来去性双重杂音，称之为 Duroziez 征，这与脉压增大有关。严重贫血时通常可有收缩期杂音，但仅限于钟型体件近侧边缘加压于股动脉上时。

（2）听诊腹部静脉杂音：腹部静脉杂音通常为连续的嗡鸣声，无收缩期与舒张期性质，常出现于脐周或上腹部，尤其在腹壁静脉曲张严重时，常提示门静脉高压伴侧支循环形成。

5. 检查下肢血管

（1）触诊双侧足背动脉：足背动脉经过踝关节前方行走于第 1 与第 2 跖骨之间，在跖骨基底部易于扪及其搏动，注意双侧对比，如图 5-21 所示。

（2）检查双下肢水肿：在内踝后方、足背或胫前、踝关节前或内侧，用大拇指深压皮肤至少 5 秒钟，移去拇指后，观察有无凹陷性水肿，如图 5-22 所示。

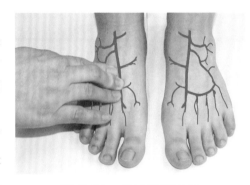

图 5-21　触诊足背动脉

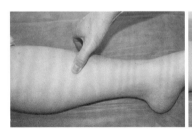

a. 胫前

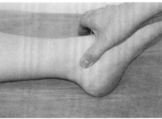

b. 内踝后方

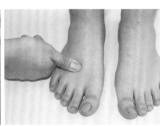

c. 足背

图 5-22　检查双下肢水肿

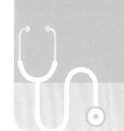

第六章

腹部检查

第一节 检查纲要

一、腹部体表标志及分区

1. 腹部体表标志（肋弓下缘、剑突、腹上角、脐、髂前上棘、腹直肌外缘、腹中线、腹股沟韧带、耻骨联合、肋脊角）。

2. 腹部分区（四区分法和九区分法）。

二、体检前准备

1. 受检者排空膀胱。

2. 注意保护受检者隐私。

3. 调整受检者体位。

4. 暴露受检者腹部。

5. 检查者洗手，站在受检者右侧。

三、视诊腹部

1. 观察腹部外形和对称性。

2. 观察腹部皮肤、肚脐等。

3. 切线方向观察呼吸运动、胃肠型、蠕动波和上腹部搏动。

4. 观察腹壁静脉，如静脉有怒张，应检查其血流方向。

5. 观察腹股沟区，注意有无肿块或肿大淋巴结。

6. 测量腹围。

四、听诊腹部

1. 听诊肠鸣音。

2. 听诊血管杂音（动脉杂音和静脉杂音）。

3. 检查上腹部振水音。

4. 听诊肝区和脾区摩擦音。

五、叩诊腹部

1. 叩诊全腹。

2. 叩诊肝脏上下界。

3. 检查肝脏有无叩击痛。

4. 叩诊脾脏。

5. 检查脾脏有无叩击痛。

6. 叩诊胃泡鼓音区。

7. 叩诊移动性浊音。

8. 检查液波震颤。

9. 检查肾区有无叩击痛。

10. 叩诊膀胱。

六、触诊腹部

1. 浅触诊全腹部。

2. 深触诊全腹部。

3. 触诊肝脏（单手法、双手法、钩指法）。

4. 检查肝颈静脉回流征。

5. 触诊脾脏［双手法（平卧位、右侧卧位）、钩指法］。

6. 触诊胆囊。

7. 检查墨菲征（Murphy 征）。

8. 触诊肾脏（双手法）。

9. 触诊膀胱。

10. 触诊腹股沟。

第二节　检查细则

人的腹部是骨盆与胸部之间的身体部分，上起横膈，下至骨盆。腹部体表上以两侧肋弓下缘和胸骨剑突与胸部为界，下至两侧腹股沟韧带和耻骨联合，前面和侧面由腹壁组成，后面为脊柱和腰肌。为了准确描写脏器病变和体征的部位及范围，除借助于腹部的天然体表标志外，通常可将腹部人为地划分为四个区或九个区。

腹部主要由腹壁、腹腔和腹腔内脏器组成。腹腔内有很多重要脏器，主要有消化、泌尿、生殖、内分泌、血液及血管系统，故腹部检查是体格检查的重要组成部分，是诊断疾病十分重要的方法。

人体内脏结构和消化系统示意见图 6-1（扫描自参考文献［15］）和图 6-2（扫描自参考文献［15］）。

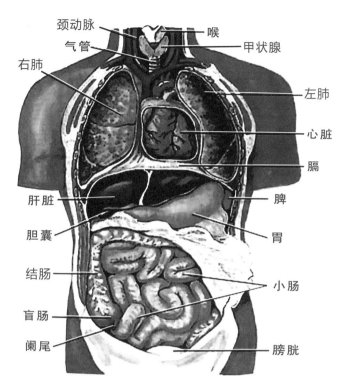

图 6-1　人体内脏结构示意

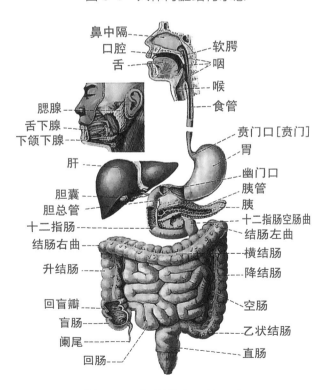

图 6-2　人体消化系统示意

腹部检查应用视诊、听诊、叩诊、触诊四种方法，尤以触诊最为重要。为了避免叩诊、触诊引起胃肠蠕动增加，使肠鸣音发生变化，故听诊应该在叩诊、触诊之前完成。

一、腹部体表标志及分区

为了准确描述腹部脏器病变和体征的部位及范围，常借助于腹部的天然体表标志以及人为的分区。

1. 腹部体表标志

常用腹部体表标志有肋弓下缘、剑突、腹上角、脐、髂前上棘、腹直肌外缘、腹中线、腹股沟韧带、耻骨联合、肋脊角等，见图 6-3。

（1）**肋弓下缘**：由第 8 ～ 10 肋软骨连接形成的肋缘和第 11、12 浮肋构成，是腹部体表的上界，常用于腹部分区、肝脾测量和胆囊的定位。

（2）**剑突**：胸骨下端的软骨，是腹部体表的上界，常作为肝脏测量的标志。

（3）**腹上角**：又称胸骨下角，为左右肋弓在胸骨下端会合处所形成的夹角。

（4）**脐**：位于腹部中心，是腹部四区分法的标志。

（5）**髂前上棘**：髂嵴前方凸出点，是腹部九区分法的标志。

（6）**腹直肌外缘**：相当于锁骨中线的延续，常为手术切口和胆囊点的定位。

（7）**腹中线**：相当于腹白线，为前正中线的延续。

（8）**腹股沟韧带**：是腹外斜肌腱膜在髂前上棘至耻骨结节间向后上方反折增厚的部分（见图 6-3c），是腹部体表的下界，也是寻找股动、静脉的标志，常是腹股沟疝的通过部位和所在。

（9）**耻骨联合**：是左右耻骨间的纤维软骨连接，与耻骨共同组成腹部体表的下界。

（10）**肋脊角**：是背部两侧第 12 肋骨与脊柱的交角（见图 6-3b），为检查肾脏压痛、叩击痛的位置。

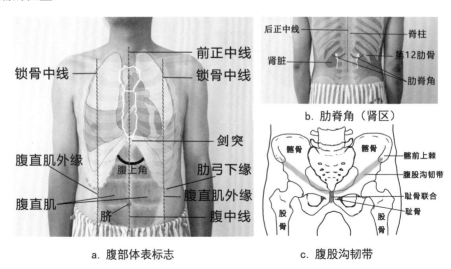

a. 腹部体表标志

b. 肋脊角（肾区）

c. 腹股沟韧带

图 6-3　腹部的体表标志

2. 腹部分区

临床上常用的腹部分区主要有四区分法和九区分法。

（1）**腹部四区分法**：通过脐划一水平线和一垂直线（即腹中线），两线相交将腹部分为 4 个区，即左上腹部、右上腹部、左下腹部、右下腹部，见图 6-4a。

（2）**腹部九区分法**：通过两条水平线（即两侧肋弓下缘连线和两侧髂前上棘连线）和两条垂直线（即通过左右髂前上棘至腹中线连线的中点划两条垂直线），四线相交将腹部分为 9 个区，即左、右上腹部（季肋部），左、右侧腹部（腰部），左、右下腹部（髂部），及上腹部、中腹部（脐部）和下腹部（耻骨上部），见图 6-4b。

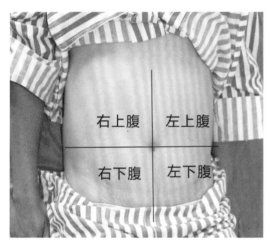

a. 腹部四分法

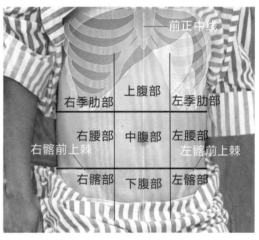

b. 腹部九分法

图 6-4　腹部分区

二、体检前准备

在进行腹部体格检查前，检查者和受检者均应做一些相应的准备，主要有以下几个方面。

1. 受检者排空膀胱

检查者嘱受检者解小便，排空膀胱。

2. 注意保护受检者的隐私

检查者应注意保护受检者的隐私，拉好床帘或关好门窗，但光线应充足。男性检查者检查女性受检者时最好有第三人在场，如女护士、女陪护人员等。

3. 调整受检者体位

检查者嘱受检者取低枕仰卧位，两手自然置于身体两侧，双下肢弯曲使腹壁肌肉放松。

4. 暴露受检者腹部

检查者充分暴露受检者全腹部，上自剑突，下至耻骨联合，躯体其他部分应遮盖，注意做好受检者的保暖工作。

5. 检查者洗手，站在受检者右侧

检查者应洗手并剪短指甲，温暖双手，站在受检者右侧准备检查，如图 6-5 所示。

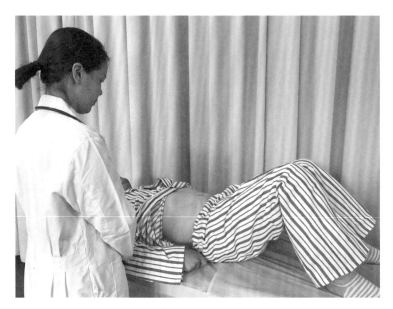

图 6-5　检查者站在受检者右侧

三、视诊腹部

1. 观察腹部外形和对称性

视诊时应注意腹部外形是否对称，有无全腹或局部的膨隆或凹陷。

健康正常成年人平卧时，前腹壁大致处于肋缘与耻骨联合同一平面或略为低凹，称为腹部平坦（如图 6-6a 所示），坐起时脐以下部分稍前凸。肥胖者或小儿（尤其餐后）腹部外形较饱满，前腹壁稍高于肋缘与耻骨联合的平面，称为腹部饱满（如图 6-6b 所示）。消瘦者及老年人因腹壁皮下脂肪较少，腹部下陷，前腹壁稍低于肋缘与耻骨联合的平面，称为腹部低平。

腹部膨隆：平卧时，如果前腹壁明显高于肋缘与耻骨联合的平面，外观呈凸起状，称腹部膨隆（如图 6-6d 所示，参考自参考文献［14］）。全腹膨隆指腹部弥漫性膨隆，可呈球形或椭圆形，如果是肥胖所致的，则腹壁皮下脂肪明显增多，脐部凹陷；如果是因腹腔内容物增多（如积液、积气或巨大肿块等）所致的，则腹壁无增厚，受腹压影响使脐部凸出。局部膨隆指腹部的局限性膨隆，常由脏器肿大、腹内肿瘤或炎性肿块、胃或膨胀气以及腹壁上的肿物和疝等所致。如果是尿潴留引起膀胱胀大，则表现为下腹部

膨隆，排尿后可以消失。

腹部凹陷：仰卧时，前腹壁明显低于肋缘与耻骨联合的平面，称腹部凹陷（如图 6-6c 所示，参考自参考文献[14]）。腹部凹陷也分为全腹凹陷和局部凹陷。全腹凹陷常见于消瘦和脱水者。舟状腹是指腹部凹陷严重，前腹壁几乎贴近脊柱，肋弓、髂嵴和耻骨联合显露，使腹外形如舟状，见于恶病质，如结核病、恶性肿瘤等慢性消耗性疾病。局部凹陷较少见，多由手术后腹壁瘢痕收缩所致。

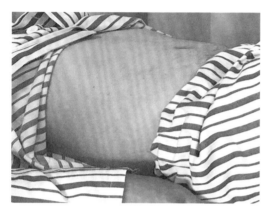

a. 腹部平坦

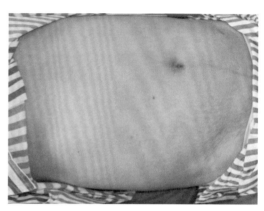

b. 腹部饱满

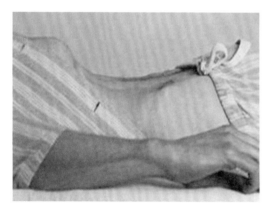

c. 腹部凹陷

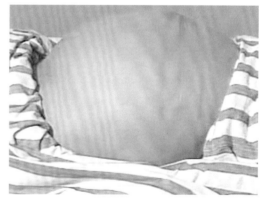

d. 腹部膨隆

图 6-6　腹部的外形

2. 观察腹部皮肤、肚脐等

检查腹部皮肤有无皮疹、紫纹、疤痕等；肚脐的形状，有无分泌物、红肿等；其他，如阴毛的分布及其与受检者性别是否相符等。

3. 切线方向观察呼吸运动、胃肠型、蠕动波和上腹部搏动

切线方向观察腹部时，检查者应适当下蹲，眼睛视线与受检者腹壁基本上在同一水平线上，如图 6-7 所示。

呼吸运动：在正常人，可以见到呼吸时腹壁上下起伏，吸气时上抬，呼气时下陷，即为腹式呼吸运动，男性和小儿以腹式呼吸为主，而女性则以胸式呼吸为主，腹壁起伏不明显。腹式呼吸减弱常因腹膜炎症、腹水、急性腹痛、腹腔内巨大肿物等。腹式呼吸消失常见于胃肠穿孔所致急性腹膜炎或膈肌麻痹。腹式呼吸增强不多见，常见于癔症性呼吸或胸腔疾病（如大量胸腔积液等）。

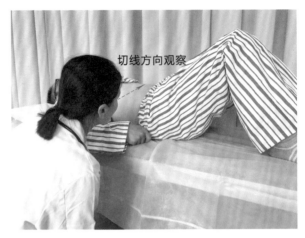

图 6-7　切线方向观察受检者腹部

胃肠型和蠕动波：在正常人，一般看不到胃和肠的轮廓及蠕动波形，除非在腹壁菲薄或松弛的老年人、经产妇或极度消瘦者可能见到。在胃肠道发生梗阻时，梗阻近端的胃或肠段饱满而隆起，可在腹壁上显出各自的轮廓，称为胃型或肠型，同时伴有该部位的蠕动增强，可以看到蠕动波。

上腹部搏动：大多由腹主动脉搏动传导而来，可见于正常较瘦者。在有腹主动脉瘤和肝血管瘤时，上腹部搏动明显。二尖瓣狭窄或三尖瓣关闭不全引起右心室增大，亦可见明显的上腹部搏动。

4. 观察腹壁静脉

观察腹壁静脉，如静脉有曲张或扩张，应检查其血流方向。

正常人腹壁皮下静脉一般不显露；在消瘦或皮肤白皙的人才隐约可见；在皮肤较薄而松弛的老年人亦可见，但常较直而不迂曲。在各种使腹压增加的情况，如腹水、腹腔巨大肿物、妊娠等，可见腹壁静脉显露。

腹壁静脉曲张或扩张常见于门静脉高压致循环障碍或上、下腔静脉回流受阻而有侧支循环形成时，此时腹壁静脉可显而易见或迂回变粗。如静脉曲张，应检查其血流方向，即用两食指或以一手的食指、中指并列置于一段静脉上，加压然后分开两指，排空这段静脉；然后分别移去一个手指，观察每个方向静脉充盈的时间，充盈较迅速的方向就是静脉血流方向，如图 6-8 所示。

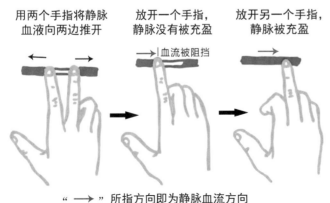

用两个手指将静脉血液向两边推开　　放开一个手指，静脉没有被充盈　　放开另一个手指，静脉被充盈

血流被阻挡

"──→" 所指方向即为静脉血流方向

图 6-8　判断静脉血流方向示意

门脉高压时，曲张静脉以脐为中心向四周伸展；下腔静脉阻塞时，腹壁浅静脉曲张，血流向上；反之，上腔静脉阻塞时，血流向下，如图 6-9 所示。

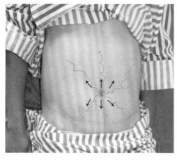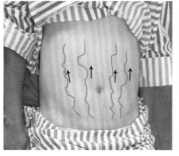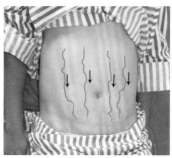

a. 门静脉阻塞　　　　　　b. 下腔静脉阻塞　　　　　　c. 上腔静脉阻塞

图 6-9　腹壁曲张静脉血流方向示意

5. 观察腹股沟区，注意有无肿块或肿大淋巴结

受检者取站立位或仰卧位，检查者在观察受检者腹股沟区时应注意有无肿块或肿大淋巴结，如图 6-10 所示。必要时，检查者可以嘱受检者咳嗽几声以增加腹压，如果出现包块，则可能与疝有关。

6. 测量腹围

受检者仰卧于床上，在受检者平静呼吸时，检查者用软尺经脐水平绕腹一周进行测量，以厘米表示，如图 6-11 所示。

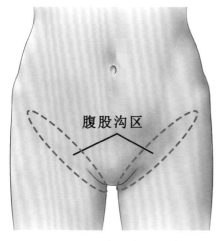

图 6-10　腹股沟区示意

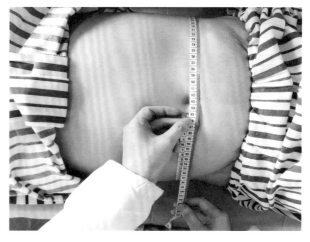

图 6-11　测量腹围

四、听诊腹部

1. 听诊肠鸣音

肠蠕动时，肠管内气体和液体随之流动，产生一种断续的咕噜声或气过水声，称为

肠鸣音。正常肠鸣音大约每分钟 4～5 次。

听诊肠鸣音时，将听诊器膜式体件置于脐旁或右下腹部，稍向下压，无须频繁移动位置（如图 6-12 所示），听诊时间至少 1 分钟。

肠蠕动增强时，肠鸣音达每分钟 10 次以上，但音调并不特别高亢，称肠鸣音活跃，见于急性胃肠炎、服泻药后或胃肠道大出血时；如次数多，且肠鸣音响亮、高亢甚至呈叮当声或金属音，称肠鸣音亢进，见于机械性肠梗阻。各种原因的肠壁肌

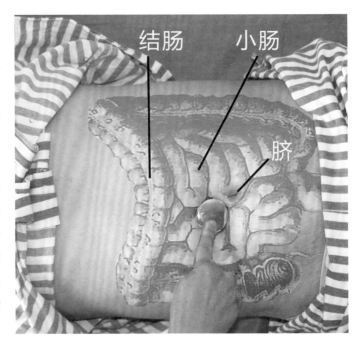

图 6-12　听诊肠鸣音

肉劳损，肠蠕动减弱时，肠鸣音亦减弱、减少，或数分钟才听到一次，称肠鸣音减弱，见于老年性便秘、腹膜炎、电解质紊乱（低血钾）、胃肠动力低下等。如持续听诊 2 分钟以上未听到肠鸣音，用手指轻叩或搔弹腹部以诱发肠鸣音但仍未听到肠鸣音，则称为肠鸣音消失，见于急性腹膜炎或麻痹性肠梗阻。

2. 听诊血管杂音

详见第五章"心血管系统检查"。

3. 检查上腹部振水音

如果胃内有多量液体和气体残留，触诊可出现振水音。

检查时，受检者取仰卧位，检查者以一耳凑近上腹部，同时以冲击触诊法振动胃部，即可听到气液撞击的声音。亦可将听诊器膜型体件置于上腹部，另一手自一

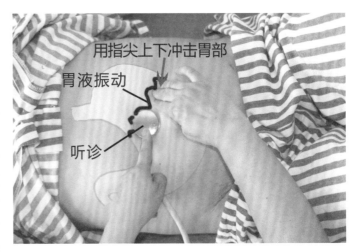

图 6-13　检查振水音示意

侧摇振受检者，或在胃部冲击振动，以引出振水音，如图 6-13 所示。

正常人在餐后或饮进多量液体时可在上腹部听到振水音，但若在清晨空腹或餐后 6～8 小时及以上仍有此音，则提示胃排空障碍，如幽门梗阻或胃扩张。

4. 听诊肝区和脾区摩擦音

检查者嘱受检者做深呼吸，用听诊器听诊受检者的肝区和脾区，如图 6-14 所示。

在脾梗死导致脾周围炎、肝周围炎或胆囊炎累及局部腹膜等情况下，可在深呼吸时在各相应部位听到摩擦音，严重时可触及摩擦感。腹膜纤维渗出性炎症时，亦可在腹壁听到摩擦音。

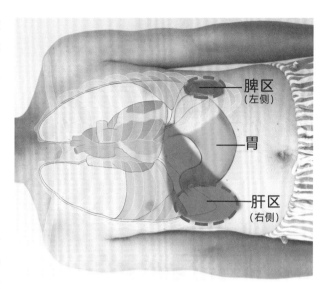

图 6-14　肝区和脾区听诊位置示意

五、叩诊腹部

腹部叩诊主要用于了解腹部脏器的大小或有无叩击痛，也可了解胃肠道充气情况以及腹腔内有无积气、积液、肿块等。

直接叩诊法和间接叩诊法均可应用于腹部，但一般多采用间接叩诊法，因其较为准确、可靠。

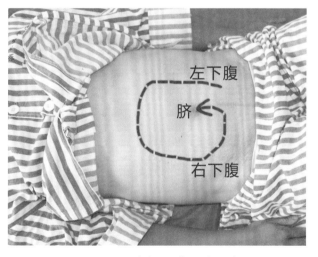

图 6-15　腹部叩诊顺序示意

1. 叩诊全腹

检查者从受检者左下腹开始叩诊，逆时针方向至右下腹，再至脐部结束，如图 6-15 所示。在正常情况下，腹部叩诊大部分区域为鼓音。在肝脏、脾脏、充盈胀大的膀胱等脏器处以及腹部两侧，叩诊为浊音或实音。

当肝、脾或其他脏器肿大，腹腔内有肿瘤或大量腹腔积液时，鼓音范围缩小。当胃肠胀气或胃肠穿孔致气腹时，则鼓音范围增大。

2. 叩诊肝脏上下界

检查者嘱受检者平静呼吸，叩诊沿右锁骨中线、右腋中线和右肩胛线从肺野内清音区开始向下至出现浊音，即为肝上界；再从腹部鼓音区（通常从平脐或脐下水平开始）沿右锁骨中线或正中线向上叩诊至浊音点，此为肝下界。匀称体型者的正常肝脏在右

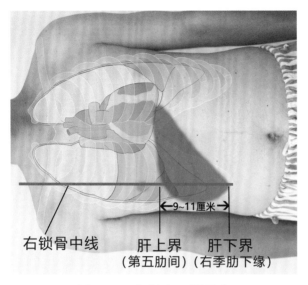

右锁骨中线　　肝上界　　　肝下界
　　　　　　（第五肋间）（右季肋下缘）

图 6-16　肝脏上下界示意

锁骨中线上，上界在第 5 肋间，下界位于右季肋下缘，肝上下界之间的距离为肝上下径，约为 9～11 厘米，如图 6-16 所示；在右腋中线上，上界为第 7 肋间，下界相当于第 10 肋骨水平；在右肩胛线上，上界为第 10 肋间。矮胖体型者肝上下界均可高一个肋间，瘦长体型者则可低一个肋间。

肝浊音界扩大见于肝癌、肝脓肿、病毒性肝炎、肝瘀血和多囊肝等；膈下脓肿时，由于肝下移和横膈升高，肝浊音区也扩大，但肝脏本身并未增大。肝浊音界缩小见于急性重型病毒性肝炎、肝硬化和胃肠胀气等。肝浊音界消失代之以鼓音者，多由肝表面覆有气体所致，是急性胃肠穿孔的一个重要征象，也可见于腹部大手术后数日内、间位结肠（结肠位于肝脏与横膈之间）、全内脏转位。肝浊音界向上移位见于右肺纤维化、右下肺不张、气腹、鼓肠等。肝浊音界向下移位见于肺气肿、右侧张力性气胸等。

3. 检查肝脏有无叩击痛

检查者通常把左手放在受检者肝区上，右手握拳轻轻叩击左手手背（如图 6-17 所示），同时检查者应观察受检者面部表情和疼痛引起的退缩反应，并询问受检者有无疼痛，如果有疼痛，则用同样方法叩击左侧同样部位做比较，注意疼痛的强度与部位。肝区叩击痛见于肝炎、肝脓肿或肝癌等。确定叩击痛的部位和范围有助于病灶定位定性。肝脓肿可有局限而深在的叩击痛。

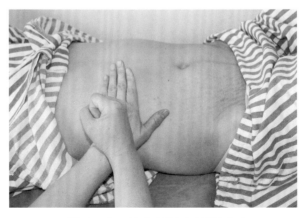

图 6-17　检查肝脏有无叩击痛

4. 叩诊脾脏

脾脏叩诊的价值不如触诊。当触诊不满意或在左肋下触到很小的脾缘时，宜进行脾脏叩诊，以进一步检查脾脏大小。叩诊宜采用轻叩法，在左腋中线上进行。正常在左腋中线第9～10肋叩到脾浊音，其长度约为4～7厘米，前方不超过腋前线，如图6-18所示。

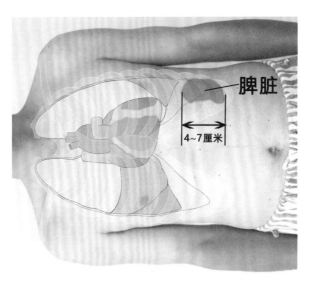

图 6-18　脾脏大小示意

5. 检查脾脏有无叩击痛

在检查脾脏有无叩击痛时，检查者的左手放在脾区，叩诊方法同肝脏叩击痛，如图6-19所示。脾区叩击痛见于脾破裂、脾梗死、脾脓肿等。

6. 叩诊胃泡鼓音区

胃泡鼓音区，又称Traube鼓音区，位于左前胸下部肋缘以上，约呈半圆形，为胃底穹窿含气而形成，其上界为横膈及肺下缘，下界为肋弓，左界为脾脏，右界为肝左缘，如图6-20所示。正常情况下，胃泡鼓音区应该存在，空腹时增大，饱餐后缩小或消失。胃泡鼓音区明显缩小或消失还可见于重度脾肿大、左侧胸腔积液、心包积液、肝左叶肿大，也可见于急性胃扩张或溺水患者。有调查显示，正常人胃泡鼓音区的长径中位数为9.5厘米（5.0～13.0厘米），宽径中位数为6.0厘米（2.7～10.0厘米），可作参考。

叩诊胃泡鼓音区时，检查者在受检者前胸下部沿左锁骨中线向下叩诊，再进行水平叩诊。

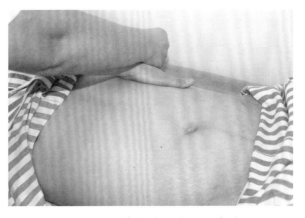

图 6-19　检查脾脏有无叩击痛

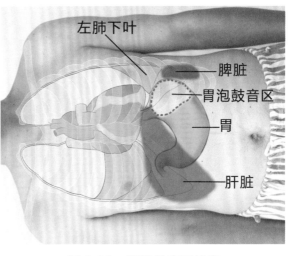

图 6-20　胃泡鼓音区示意

7. 叩诊移动性浊音

叩诊移动性浊音是检查腹腔内有无积液的重要方法。当腹腔内游离液体在 1000 毫升以上时，可查出移动性浊音。

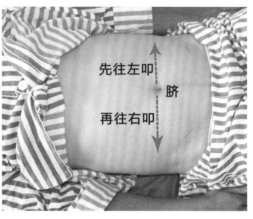

检查时先让受检者取仰卧位。如果腹腔内有较多的积液，腹中部由于含气的肠管在液面浮起，叩诊呈鼓音；两侧腹部因腹水积聚，叩诊呈浊音。检查者自腹中部脐水平面开始，先向受检者左侧叩诊，发现浊音时板指固定不动，嘱受检者取右侧卧位后再次叩诊，如浊音变为鼓音，说明浊音

图 6-21　移动性浊音叩诊顺序
（先左后右）

移动，接着保持右侧卧位继续向下（即向右）叩诊，叩出由鼓音变浊音的位置，即右侧卧位时的液体平面；然后嘱受检者取平卧位，同样方法自腹中部脐水平面开始，向受检者右侧叩诊，叩得浊音后板指固定不动，嘱受检者取左侧卧位，以核实浊音是否移动，如图 6-21 和图 6-22 所示。

若在仰卧位与侧卧位叩出由鼓音变浊音的平面，分别画线，两线之间的距离可反映浊音移动的范围，由此可估计腹腔积液的程度。

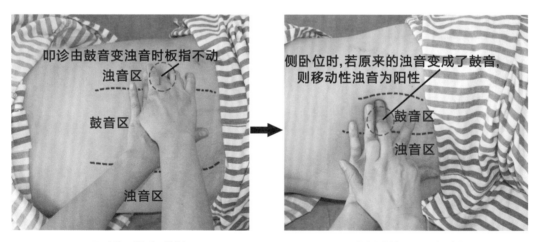

a. 平卧位（往左叩诊）　　　　　　　b. 右侧卧位（以阳性为例）

图 6-22　移动性浊音叩诊示意

8. 检查液波震颤

当腹腔内有大量游离液体（3000 ～ 4000 毫升及以上）时，如用手拍击腹部，可感到液波震颤，或称波动感。

检查时，受检者取平卧位，检查者用一手掌面贴于受检者一侧腹壁，另一手四指并

拢屈曲，用指端叩击对侧腹壁（或以指端冲击式触诊），如有大量液体存在，则贴于腹壁的手掌有被液体波动冲击的感觉，即波动感。为防止腹壁本身的震动传至对侧，可让受检者或第三人将手掌尺侧缘压于脐部腹中线上，即可阻止，如图 6-23 所示。

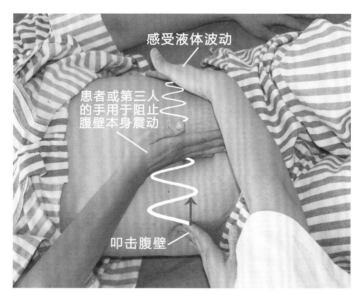

图 6-23　检查液波震颤示意

9. 检查肾区有无叩击痛

受检者通常取坐位，叩诊部位为背部第 12 肋与脊柱夹角，即肋脊角（又称肾区）上，检查者一手掌贴于肾区，另一手握拳并以小鱼际侧做叩击（如图 6-24 所示），叩击时注意叩诊力量不宜过大，应由轻叩开始，询问受检者有无疼痛，并做双侧对比。

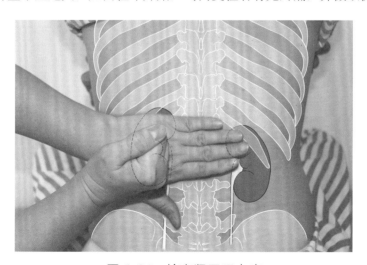

图 6-24　检查肾区叩击痛

10. 叩诊膀胱

叩诊膀胱在耻骨联合上方进行，通常从上往下叩诊，由鼓音转成浊音时即为膀胱的上缘。膀胱空虚时，因耻骨上方有肠管存在，故叩诊呈鼓音，叩不出膀胱的轮廓。当膀胱内有尿液充盈时，耻骨联合上方可以叩出半圆形浊音区。女性在妊娠时子宫增大，或有子宫肌瘤或卵巢囊肿时，在该区叩诊也呈浊音，应予以鉴别，嘱受检者排尿或给受检者导尿后重新叩诊，如果浊音区转

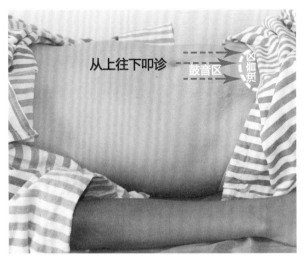

图 6-25　膀胱叩诊示意（膀胱充盈时）

为鼓音，则为尿潴留所致膀胱胀大。在腹腔积液时，耻骨联合上方叩诊也可有浊音区，但此区的弧形上缘凹向脐部；而膀胱胀大时，浊音区的弧形上缘凸向脐部，如图 6-25 所示。

六、触诊腹部

触诊是腹部检查的主要方法。为达到满意的腹部触诊，应让受检者仰卧于床上，不宜坐位触诊。受检者头垫低枕，将两手自然置于躯干两侧，两腿屈曲并稍分开，以使腹肌尽量松弛。嘱受检者微微张口做平静腹式呼吸，吸气时横膈向下而腹部上抬，呼气时腹部自然下陷，从而使膈下脏器随呼吸上下移动。检查肝脏、脾脏时，还可分别向左、向右侧卧。检查肾脏时，可配合坐位或立位。检查腹部肿瘤时，还可用肘膝位。

检查者应站在受检者右侧。触诊的顺序一般与叩诊相同，自左下腹开始逆时针方向依次检查全腹各区，最后到脐部。检查的原则是先触诊未诉病痛的部位，逐渐移向病痛部位。检查者应边触诊边观察受检者的反应与表情，边触诊边与受检者简单交流。

腹部常见疾病的压痛部位见图 6-26（参考自参考文献 [1]）。

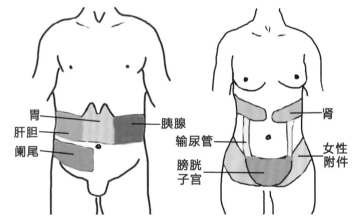

图 6-26　腹部常见疾病的压痛部位示意

腹部触诊步骤通常是先浅触诊全腹部，然后深触诊全腹部，再进行肝、胆、脾、肾、膀胱等脏器的触诊。

1. 浅触诊全腹部

用近端手指的掌面轻触腹壁，不用滑动，压力约为下压腹壁1厘米深度，从左下腹开始逆时针触诊全腹部，以检查腹壁紧张度、表浅的压痛、肿块、搏动等，见图1-4。

2. 深触诊全腹部

检查者通过掌指关节和远端手指掌面深压受检者腹壁，压力约为下压腹壁2厘米以上，可达4～5厘米，以了解腹腔内脏器情况，检查腹部压痛、反跳痛和腹内肿物等。当腹壁较厚或检查者力气较小时，检查者可用左手置于右手背以增加触诊压力，如图1-6所示。

除深压触诊法外，为了更好地了解腹腔内脏器或肿块的大小、形状等，还可以加用双手触诊法、深部滑行触诊法、浮沉触诊法、钩指触诊法等，详见第一章。

3. 触诊肝脏

触诊肝脏主要是为了了解肝脏的大小、质地、表面、边缘及搏动等。

触诊时，受检者取仰卧位，两膝关节屈曲，使腹壁放松；检查者站在受检者的右侧，在触诊前就开始指导受检者做较深的腹式呼吸，以使肝脏在膈下上下移动以便于触及。

触诊肝脏时应注意以下几点：①触觉最敏感的部位是食指前端的桡侧，并非指尖端，故检查者应以食指前外侧指腹接触肝脏。②若受检者腹肌较发达，检查者右手宜置于腹直肌外缘稍外处向上触诊，否则肝缘易被掩盖或将腹直肌腱划误认为肝缘。③触诊肝脏需密切配合呼吸动作，吸气时，手指上抬速度一定要落后于腹壁的抬起；而呼气时，手指应在腹壁下陷前提前下压。这样就可能有两次机会触到肝缘。④当右手食指上移到肋缘而仍未触到肝脏时，如右腹部较饱满，应考虑巨大肝脏，手指可能始终在肝脏上面，故触不到肝缘，应下移初始触诊的部位自髂前上棘或更低的平面开始。⑤如遇腹水患者，深部触诊法不能触及肝脏时，可应用浮沉触诊法，即用并拢三个手指在肝缘附近垂直冲击式连续按压数次，待排开腹水后脏器浮起时常触及肝脏，此法在脾脏和腹部肿块触诊时亦可应用。⑥鉴别易被误为肝下缘的其他腹腔内容：a. 横结肠：为横行索条状物，可用深部滑行触诊法于上腹部或脐水平触到上、下缘，与肝缘感觉不同。b. 腹直肌腱划：有时酷似肝缘，但左右两侧对称，不超过腹直肌外缘，且不随呼吸上下移动。c. 右肾下极：位置较深，边缘圆钝，不向两侧延展，触诊手指不能探入其后掀起下缘。

（1）单手法触诊肝脏：较为常用，检查者将右手四指并拢，掌指关节伸直，与肋缘大致平行地放在右上腹部（或脐右侧）估计肝下缘的下方或在叩诊肝浊音界的下方，随受检者呼气时手指压向腹壁深部，吸气时手指缓慢抬起朝肋缘向上迎触下移的肝缘，如此反复进行，手指逐渐向肋缘移动，直到触到肝缘或肋缘为止，需在右锁骨中线（肝右叶）及前正中线上（肝左叶）分别触诊肝缘，如图 6-27a 和图 6-27b 所示。

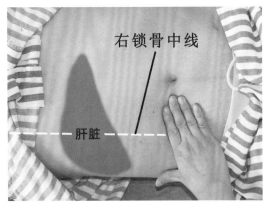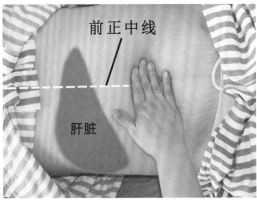

a. 右锁骨中线上触诊肝脏   b. 前正中线上触诊肝脏

图 6-27 单手法触诊肝脏

（2）**双手法触诊肝脏**：检查者右手位置同单手法，左手托住被检者右腰部，拇指张开置于肋部，触诊时左手向上推，使肝下缘紧贴于前腹壁，并限制右下胸扩张，以增加膈下移的幅度，这样吸气时下移的肝脏更易碰到右手指，如图 6-28 所示。需在右锁骨中线（肝右叶）及前正中线上（肝左叶）分别触诊肝缘。

（3）**钩指法触诊肝脏**：详见第一章（尤其图 1-11）。

（4）**肝脏大小的测量**：正常成人的肝脏一般在肋缘下触不到，婴幼儿或腹壁松软的瘦长体型者在深吸气时有时可以触及（前者在 2 厘米以内，后者在 1 厘米以内）；在剑突下可触及肝下缘，多在 3 厘米以内，腹上角较锐的瘦高者剑突根部下可达 5 厘米，但是不会超过剑突根部至脐部距离的中、上 1/3 交界处。如果触及肝脏，应测量其大小，常用的方法是测量锁骨中线上肋缘下和前正中线上剑突下的宽度，通常用厘米表示，如图 6-29 所示。

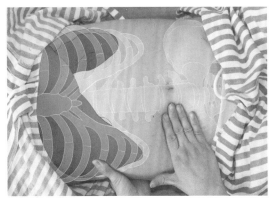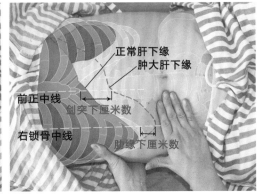

图 6-28 双手法触诊肝脏   图 6-29 肝脏大小的测量

4. 检查肝颈静脉回流征

右心衰竭患者的肝脏通常有瘀血肿大，如果按压瘀血肿大的肝脏，肝内瘀血会被挤出，通过下腔静脉使回心血量增加，然而已充血的右心房不能接受回心血流而使颈静脉压被迫上升，颈静脉充盈更为明显。

检查时，患者取仰卧位，头垫一枕，张口平静呼吸［不能闭口憋气（即避免ValsaIva憋气动作），否则会影响结果］。如有颈静脉怒张，应将床头抬高30°～45°，使颈静脉怒张水平位于颈根部。检查者右手掌紧贴于右上腹肝区，逐渐加压持续10秒钟或更长，同时观察颈静脉怒张程度，如图6-30所示。

正常人颈静脉不怒张，或施压之初有轻度扩张，但迅即下降到正常水平。如果颈静脉明显怒张，在停止压迫肝脏后，颈静脉充盈最高点迅速下降大于 $4cmH_2O$，则为肝颈静脉回流征阳性。

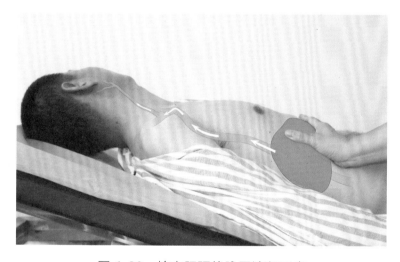

图 6-30　检查肝颈静脉回流征示意

5. 触诊脾脏

正常情况下，脾脏不能触及。如果脾脏明显肿大而位置又较表浅，则用右手单手触诊稍用力即可触及。如果脾脏轻度肿大或脾脏位置较深，则应用双手触诊法进行检查。触到脾脏后，除注意大小外，还要注意脾脏的质地、边缘和表面情况、有无压痛及摩擦感等。值得注意的是，在用力触诊重度肿大的脾脏时，有可能引起脾脏破裂，故触诊脾脏的手法应轻柔。

（1）仰卧位触诊脾脏：检查时，受检者取仰卧位，两腿屈曲，腹壁放松，并与触诊肝脏一样做腹式呼吸；检查者左手绕过受检者腹前方，手掌置于其左胸下部第9～11肋处，试将其脾脏从后向前托起，并限制胸廓运动；将右手掌平放于脐部，与左肋弓大致呈垂直方向，自脐平面或更低水平开始，配合呼吸，如同触诊肝脏一样逐步向上迎触脾尖，直至触到脾缘或左肋缘为止，如图6-31a所示。

（2）右侧卧位触诊脾脏：若在仰卧位未触及脾脏，则嘱受检者取右侧卧位，双下肢屈曲，触诊手法同仰卧位，如图6-31b所示。

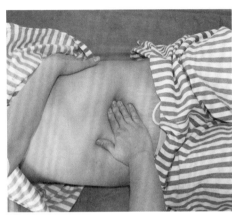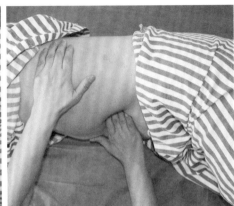

a. 平卧位   b. 右侧卧位

图6-31 触诊脾脏

（3）钩指法触诊脾脏：与触诊肝脏一样，检查者站于受检者左肩旁，用钩指触诊法单手或双手在肋缘触诊脾脏边缘，如图1-11所示。

（4）脾脏肿大的测量方法：如图6-32所示。

第Ⅰ线测量：指左锁骨中线与肋缘交点至脾下缘的距离，以厘米表示。

第Ⅱ线测量：指左锁骨中线与肋缘交点至脾脏最远点的距离（应大于第Ⅰ线测量），以厘米表示。

第Ⅲ线测量：指脾右缘与前正中线的距离，以厘米表示。如脾脏高度增大向右越过前正中线，则测量脾右缘至前正中线的最大距离以"＋"表示，如图6-32a所示；如果脾脏未超过前正中线，则测量脾右缘与前正中线的最短距离，以"－"表示，如图6-32b所示。

临床记录中，常将脾脏肿大分为轻、中、高三度。脾缘不超过肋下2厘米为轻度肿大；超过2厘米，且在脐水平线以上，为中度肿大；超过脐水平线或前正中线，则为高度肿大，即巨脾。脾脏高度肿大时，应加测第Ⅱ线和第Ⅲ线，并作图表示。

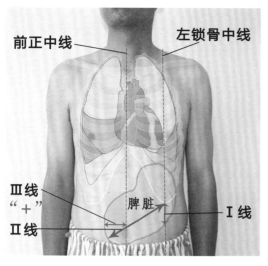

a. 脾脏右缘超过前正中线　　　　　　b. 脾脏右缘未超过前正中线

图 6-32　脾脏的测量

6. 触诊胆囊

正常胆囊不能触及。胆囊肿大时，可在右肋缘下腹直肌外缘处触及，用单手滑行触诊法（如图 6-33a 所示）或钩指触诊法（如图 6-33b 所示）进行。

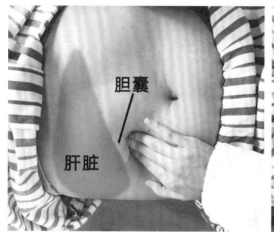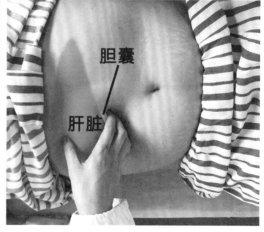

a. 滑行触诊法　　　　　　　　　　　b. 钩指触诊法

图 6-33　触诊胆囊

7. 检查墨菲征（Murphy 征）

检查者应将左手掌置于受检者右侧胸廓下份外侧，拇指指腹勾压于右肋下胆囊点（如图 6-34 所示），然后嘱受检者缓慢深吸气。在吸气过程中，发炎的胆囊下移时碰到用力按压的拇指，即可引起疼痛，此为胆囊触痛，如深吸气时受检者感觉疼痛并中止吸气，则为墨菲征(Murphy 征）阳性。

8. 触诊肾脏

触诊肾脏一般用双手触诊法。可采取仰卧位、立位。

卧位触诊右肾时，嘱受检者两腿屈曲并做较深腹式呼吸，检查者立于受检者右侧，以左手掌从后面托起右腰部，右手掌平放在右上腹部，手指方向大致平行于右肋缘进行深部触诊，于受检者吸气时双手配合夹触肾脏，如图 6-35a 所示。

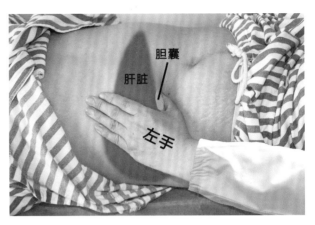

图 6-34　检查墨菲征（Murphy 征）

触诊左肾时，左手越过受检者前方从后面托住左腰部，右手掌置于受检者左上腹部，依前法双手触诊，如图 6-35b 所示。

正常人肾脏一般不易触及，有时可触到右肾下极。如卧位未触及肾脏，还可让受检者站立于床旁，检查者于受检者侧面用两手前后配合触诊肾脏。当肾下垂或为游走肾时，立位较易触到肾脏。

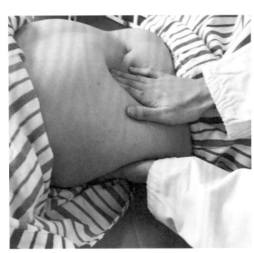

a. 触诊右肾

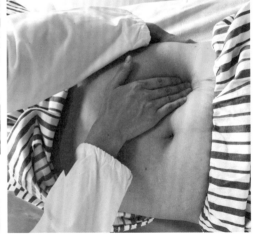

b. 触诊左肾

图 6-35　触诊肾脏

9. 触诊膀胱

膀胱触诊一般采用单手滑行触诊法。在受检者仰卧屈膝情况下，检查者以右手自脐开始向耻骨方向触摸，触及肿块后应详查其性质，以便鉴别其为膀胱、子宫或其他肿物，如图 6-36 所示。

正常膀胱空虚时隐存于盆腔内，不易触到。只有当膀胱积尿，充盈胀大时，才越出耻骨上缘而在下腹中部触到。膀胱胀大多由积尿所致，呈扁圆形或圆形，触之囊性感，不能用手推移，按压时憋胀有尿意，排尿或导尿后缩小或消失，借此可与妊娠子宫、卵巢囊肿及直肠肿物等鉴别。膀胱胀大最多见于尿道梗阻（如前列腺增生或癌）、脊髓病（如截瘫）所致的尿潴留。

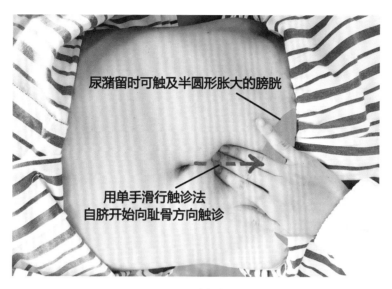

图 6-36　触诊膀胱

10. 触诊腹股沟

触诊腹股沟用滑动触诊法，沿腹股沟韧带双侧对比检查，注意有无肿块、疝等。

第七章

神经系统检查

第一节　检查纲要

一、一般检查

1. 检查定向能力（包括时间定向、地点定向、人物定向等）。
2. 检查对外界刺激的反应（即意识状态）。

二、脑神经检查

1. 第 1 对脑神经：嗅神经。

    嗅觉检查。

2. 第 2 对脑神经：视神经。

（1）视力检查。

（2）视野检查。

（3）眼底检查。

3. 第 3、4、6 对脑神经：动眼神经、滑车神经和外展神经。

（1）瞳孔大小。

（2）瞳孔直接、间接对光反射。

（3）眼球运动功能。

（4）调节辐辏反射（集合反射）。

4. 第 5 对脑神经：三叉神经。

（1）检查面部触觉或痛觉。

（2）检查面部温度觉。

（3）角膜反射。

（4）检查颞肌和咀嚼肌肌力及有无肌萎缩。

（5）观察下颌位置。

5. 第 7 对脑神经：面神经。

（1）观察眼裂大小，对称性。

（2）观察鼻唇沟、口角对称性。

（3）闭眼、紧闭双眼抵抗阻力、皱额等。

（4）鼓腮、露齿、吹口哨。

（5）检查味觉。

6. 第 8 对脑神经：前庭蜗（位听）神经。

（1）检查听力。

（2）林纳（Rinne）试验。

（3）韦伯（Weber）试验。

（4）前庭功能检查。

7. 第 9、10 对脑神经：舌咽神经和迷走神经。

（1）观察软腭和悬雍垂的位置。

（2）检查咽反射（恶心反射）。

（3）检查咽部感觉。

8. 第 11 对脑神经：副神经。

（1）检查胸锁乳突肌肌力。

（2）检查斜方肌肌力。

9. 第 12 对脑神经：舌下神经。

　　观察有无舌尖偏斜及舌形态。

三、运动系统检查

1. 肌营养检查。

2. 不自主运动检查。

3. 肌张力检查。

4. 肌力检查。

（1）检查上肢近端肌力。

（2）检查上肢中部肌力。

（3）检查上肢远端肌力。

（4）检查下肢近端肌力。

（5）检查下肢中部肌力。

（6）检查下肢远端肌力。

5. 共济运动检查。

（1）指鼻试验。

（2）快速轮替动作。

（3）跟膝胫试验。

（4）回击试验。

（5）闭目难立试验（Romberg 征，昂伯征）。

（6）直线行走试验。

（7）姿势和步态检查。

四、感觉系统检查

1. 浅感觉检查。

（1）检查痛觉。

（2）检查触觉。

（3）检查温度觉。

2. 深感觉检查。

（1）检查运动觉。

（2）检查位置觉。

（3）检查振动觉。

3. 复合感觉检查。

（1）皮肤定位觉。

（2）实体觉。

（3）两点辨别觉。

（4）体表图形觉。

五、反射检查

1. 浅反射检查。

（1）角膜反射。

（2）腹壁反射。

（3）提睾反射。

（4）跖反射。

（5）肛门反射。

2. 深反射检查。

（1）肱二头肌反射。

（2）肱三头肌反射。

（3）桡骨膜反射（桡反射）。

（4）膝反射。

（5）踝反射（跟腱反射）。

（6）阵挛（包括髌阵挛、踝阵挛）。

3. 病理反射检查。

（1）Hoffmann 征（霍夫曼征）。

（2）Babinski 征（巴宾斯基征，简称巴氏征）。

（3）Chaddock 征（夏达克氏征）。

（4）Oppenheim 征（奥本海默氏征）。

（5）Gordon 征（古登氏征）。

六、神经根检查

Lasegue 征（直腿抬高试验和加强试验）。

七、脑膜刺激征检查

1. 颈强直。

2.Kernig 征（克匿格氏征，简称克氏征）。

3.Brudzinski 征（布鲁登斯基氏征，简称布氏征）。

八、自主神经功能检查

1. 眼心反射。

2. 卧立位试验。

3. 皮肤划痕试验。

4. 竖毛反射。

5. 发汗试验。

6.Valsalva 动作。

第二节　检查细则

神经系统是人体结构和功能最复杂的系统，包括中枢神经系统和周围神经系统。中枢神经系统包括位于颅腔内的脑（包括大脑、间脑、小脑、脑干）和位于椎管内的脊髓。周围神经系统指与脑相连的脑神经（共 12 对）和与脊髓相连的脊神经（共 31 对，即颈神经 8 对、胸神经 12 对、腰神经 5 对、骶神经 5 对和尾神经 1 对），以及与脑神经和脊神经相连的内脏神经系的周围部（见图 7-1，参考自参考文献［3］）。根据周围神经在各器官、系统中所分布的对象不同，又可把周围神经系统分为躯体神经和内脏神经。躯体神经分布于体表、骨、关节和骨骼肌（见图 7-2，扫描自参考文献［15］）。内脏神经又称自主神经或植物神经，分布于内脏、心血管、平滑肌和腺体。在周围神经中，根据其功能又可分为感觉神经和运动神

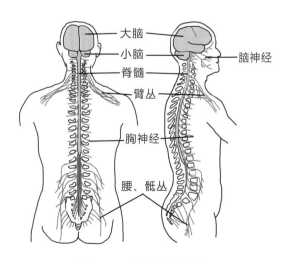

图 7-1　神经系统示意

经。感觉神经的冲动是自感受器传向中枢，故又称传入神经。运动神经的冲动是自中枢传向周围，故又称传出神经。内脏运动神经又分交感神经和副交感神经。

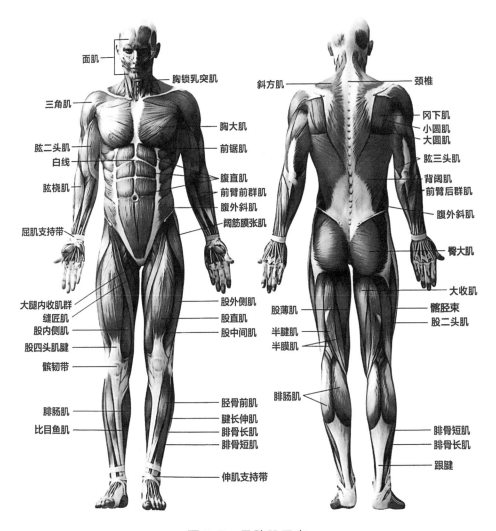

图 7-2　骨骼肌示意

神经系统检查包括一般检查、脑神经检查、运动系统检查、感觉系统检查、反射检查、神经根检查、脑膜刺激征检查和自主神经功能检查。

一、一般检查

一般检查主要检查受检者的意识水平和意识内容。

1. 检查定向能力，包括时间定向、地点定向和人物定向等。

2. 检查对外界刺激的反应，即意识状态。

该两项检查主要通过与受检者交谈并检查受检者对外界刺激的反应而评价。

意识正常（即清醒状态）：受检者对自身及周围环境的认识能力良好，包括正确的时间定向、地点定向和人物定向，在检查者询问受检者姓名、年龄、时间、地点、人物等问题时，受检者能做出正确回答。

意识障碍根据程度不同有以下几种表现。

（1）**嗜睡**：是最轻的意识障碍，是一种病理性倦睡。受检者陷入持续的睡眠状态，可被唤醒，并能正确回答和做出各种反应，但在刺激去除后很快又再入睡。

（2）**意识模糊**：是意识水平轻度下降，是较嗜睡深的一种意识障碍。受检者能保持简单的精神活动，但对时间、地点、人物的定向能力发生障碍。

（3）**昏睡**：是接近于不省人事的意识状态。受检者处于熟睡状态，不易被唤醒。虽在强烈刺激下（如压迫眶上神经，摇动受检者身体等）可被唤醒，但很快又再入睡。醒时答话含糊或答非所问。

（4）**谵妄**：是一种以兴奋性增高为主的高级神经中枢急性活动失调状态，临床上表现为意识模糊、定向力丧失、感觉错乱（幻觉、错觉）、躁动不安、言语杂乱。

（5）**昏迷**：是严重的意识障碍，表现为意识持续的中断或完全丧失。按其程度可分为三个阶段。①轻度昏迷：意识大部分丧失，无自主运动，对声、光刺激无反应，对疼痛刺激尚可出现痛苦的表情或肢体退缩等防御反应，角膜反射、瞳孔对光反射、眼球运动、吞咽反射等可存在。②中度昏迷：对周围事物及各种刺激均无反应，对剧烈刺激可出现防御反射，角膜反射减弱，瞳孔对光反射迟钝，眼球无转动。③深度昏迷：全身肌肉松弛，对各种刺激全无反应，深、浅反射均消失。

二、脑神经检查

脑神经有 12 对，检查脑神经对颅脑病变的定位诊断极为重要，检查时应按序进行，以免遗漏，同时注意双侧对比。

12 对脑神经的名称、解剖位置和功能详见表 7-1。

表 7-1　12 对脑神经的解剖生理概括

脑神经	进出颅部位	连接脑的部位		功能
嗅神经（Ⅰ）	筛孔	端脑	嗅球	司嗅觉
视神经（Ⅱ）	视神经孔	间脑	视束	司视觉
动眼神经（Ⅲ）	眶上裂	中脑	脚间窝	支配提上睑肌、上/下/内直肌、下斜肌、瞳孔括约肌
滑车神经（Ⅳ）	眶上裂		前髓帆	支配上斜肌
三叉神经（Ⅴ）	第一支眶上裂 第二支圆孔 第三支卵圆孔	脑桥	脑桥臂	司面、鼻及口腔黏膜感觉，支配咀嚼肌

续表

脑神经	进出颅部位	连接脑的部位		功能
外展神经（Ⅵ）	眶上裂		中部	支配外直肌
面神经（Ⅶ）	内耳门－茎乳孔	桥延沟	外侧部	支配面部表情肌，泪腺，司舌前 2/3 味觉，外耳道感觉
前庭蜗神经（Ⅷ）	内耳门		外侧端	司听觉、平衡觉
舌咽神经（Ⅸ）	颈静脉孔		橄榄后沟上部	司舌后 1/3 味觉，咽部感觉，支配咽肌、唾液分泌
迷走神经（Ⅹ）	颈静脉孔	延髓	橄榄后沟中部	支配咽、喉肌、胸腹内脏运动
副神经（Ⅺ）	颈静脉孔		橄榄后沟下部	支配胸锁乳突肌、斜方肌
舌下神经（Ⅻ）	舌下神经管		前外侧沟	支配舌肌

1. 第 1 对脑神经：嗅神经

嗅神经主要支配人体的嗅觉。

嗅觉检查方法：检查前先确定受检者鼻孔是否通畅、有无鼻黏膜病变。然后嘱受检者闭目，用手指压住一侧鼻孔，用受检者熟悉的、有气味但无刺激性的数种液体或固体物品（如松节油、薄荷水、香烟、香皂等），轮流让受检者用另一侧鼻孔嗅一嗅，然后问受检者嗅出的是什么物品，一侧嗅完后再检查另一侧鼻孔，注意两侧比较，如图 7-3 所示。

双侧嗅觉障碍多见于鼻黏膜病变，一侧嗅觉障碍多见于嗅神经传导病变。

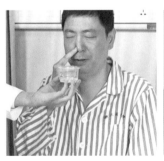 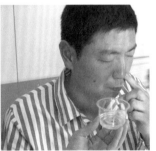

a. 检查左侧鼻孔　　　　　　b. 检查右侧鼻孔

图 7-3　检查嗅觉

2. 第 2 对脑神经：视神经

视神经检查包括视力、视野和眼底检查。

（1）视力检查：详见第三章"头颈部检查"。

（2）视野检查：视野是指受检者双眼向正前方平视不动时所能看到的空间范围。与中心视力相对而言，视野是周围视力。视野检查用以检查黄斑中心凹以外的视网膜功能。临床上常采用手试对比检查法粗略地测定视野是否正常。

检测方法：检查者和受检者相对而坐，相隔约 1 米。两眼分别检查。检查右眼时，嘱受检者用手遮住左眼，右眼注视对面检查者的左眼，此时检查者也应将自己的右眼遮住；反之，检查左眼时，嘱受检者用手遮住右眼，左眼注视对面检查者的右眼，此时检查者也应将自己的左眼遮住。然后，检查者将手指置于自己与受检者中间等距离处，分别自上、下、左、右等不同的方位从外周逐渐向眼的中央部移动，嘱受检者在发现手指时立即示意，如图 7-4 所示。

如果受检者能在各个方向与检查者同时看到手指，则大致属于正常视野。

如果手试对比检查法结果异常或怀疑有视野缺失，则可用视野计精确地测定视野。

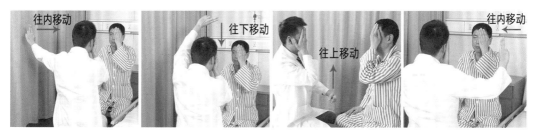

a. 检查右眼

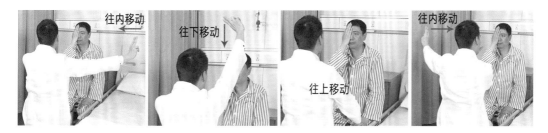

b. 检查左眼

图 7-4　视野检查

（3）眼底检查：详见第三章"头颈部检查"。

3. 第 3、4、6 对脑神经：动眼神经、滑车神经和外展神经

第 3、4、6 对脑神经（动眼神经、滑车神经和外展神经）支配眼球活动的肌肉，常作为一个整体检查，检查项目包括瞳孔大小、对光反射、眼球运动和调节辐辏反射。

动眼神经功能障碍表现为瞳孔扩大，眼球外斜视，上睑下垂，复视，光反射和调节反射消失，眼球上、下活动受限。单独的滑车神经麻痹少见，此时眼球活动限制较少，患眼向下向外运动减弱，并有复视。外展神经麻痹表现为眼球内斜视（外直肌无力）和复视。

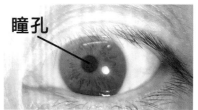

图 7-5　观察瞳孔大小

（1）瞳孔大小：观察瞳孔大小，双侧对比，如图7-5 所示。

（2）瞳孔直接、间接对光反射：①直接对光反射：嘱受检者双眼平视前方，勿注视光源。检查者将光源从外侧迅速移向一侧瞳孔，观察该侧瞳孔是否缩小，移开光线，正常者瞳孔立即复原，如图7-6所示。②间接对光反射：检查者将光源照射受检者的一侧瞳孔，勿同时照双侧（中间可用手隔开），观察受检者另一侧瞳孔是否缩小，移开光线，正常者瞳孔立即复原，如图7-6所示。

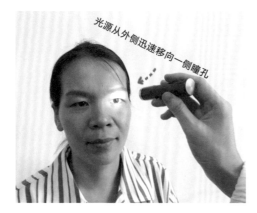 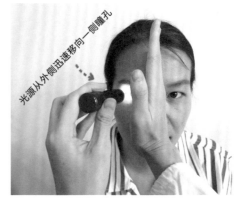

　a. 直接对光反射（观察被照光的左眼瞳孔）　　b. 间接对光反射（观察没有被照光的左眼瞳孔）

图 7-6　瞳孔对光反射

（3）眼球运动功能：检查者将目标物（手指或棉签）置于受检者眼前 30～40 厘米处，嘱受检者固定头部，受检者眼球随目标方向移动，一般按左→左上→左下、右→右上→右下 6 个方向顺序进行，如图 7-7 所示。

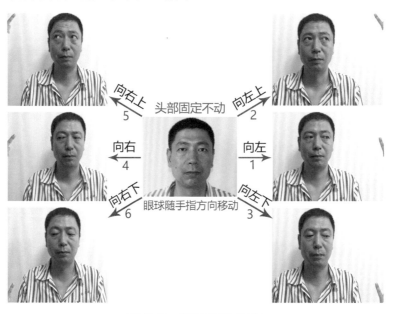

图 7-7　眼球运动检查

检查眼球震颤：双侧眼球发生一系列有规律的快速往返运动，称为眼球震颤。检查方法：嘱受检者眼球随检查者手指所示方向（水平或垂直）运动数次，观察是否出现震颤，如图 7-8a 和图 7-8b 所示。自发性眼球震颤见于耳源性眩晕、小脑疾病和视力严重低下等。

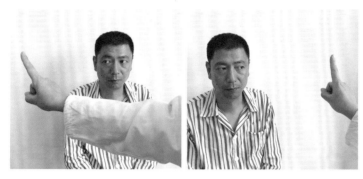

a. 检查水平震颤（眼球水平运动数次）

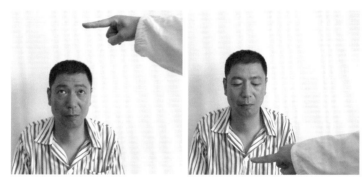

b. 检查垂直震颤（眼球上下运动数次）

图 7-8　检查眼球震颤

（4）调节辐辏反射（也称集合反射）：检查时，嘱受检者双眼注视 1 米以外的目标（通常是检查者的食指尖），检查者将目标逐渐移动至距受检者眼球约 5 ～ 10 厘米处（如图

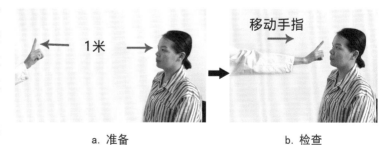

a. 准备

b. 检查

图 7-9　调节辐辏反射的检查

7-9 所示），观察受检者双眼球有无内聚（辐辏反射）及双眼瞳孔有无缩小（调节反射）。正常人应出现双眼球内聚和双眼瞳孔缩小反应。为了观察清楚，需要操作两遍，一遍观察双眼有无内聚，一遍观察双眼瞳孔有无缩小。

4. 第 5 对脑神经：三叉神经

第 5 对脑神经是三叉神经，是混合性神经，包括感觉支和运动支。其感觉支分成三个分支，即眼支（第一支），传导头前部及眼睛的感觉；上颌支（第二支），传导脸中部和鼻孔的感觉；下颌支（第三支），传导下颌部位的感觉；其运动支支配颞肌、咀嚼肌和翼状内外肌。

三叉神经检查包括面部感觉、角膜反射和运动功能（颞肌、咀嚼肌和翼状内外肌）。

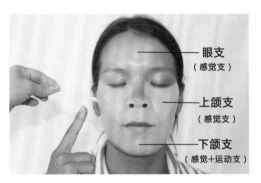

图 7-10　三叉神经感觉支的检查

（1）**检查面部触觉或痛觉**：检查者嘱受检者闭眼，分别用棉花、针刺检查三叉神经三支分布区的触觉、痛觉并做双侧对比，如图 7-10 所示。

（2）**检查面部温度觉**：检查者分别用冷水或热水检查三叉神经三支分布区的温度觉，并做双侧对比。

（3）**角膜反射**：检查时嘱受检者注视被检眼的对侧，检查者用一丝棉花轻轻地触及其角膜外缘，注意要从外侧接近角膜，避免触及睫毛，尽量不要让受检者看到棉花絮，如图 7-11 所示。正常反应是被刺激侧迅速闭眼和对侧也出现眼睑闭合反应，前者称为直接角膜反射，而后者称为间接角膜反射。直接角膜反射与间接角膜反射均消失，见于三叉神经病变（传入障碍）；直接角膜反射消失，而间接角膜反射存在，见于患侧面神经瘫痪（传出障碍）。

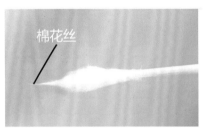

a. 制作棉花丝

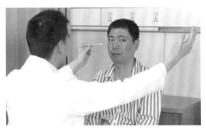

b. 眼睛看对侧

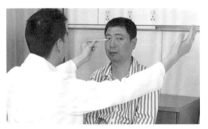

c. 棉花丝头端触及角膜边缘

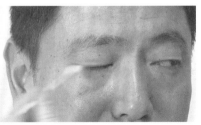

d. 出现闭眼反应

图 7-11　检查角膜反射

（4）检查颞肌和咀嚼肌肌力及有无肌萎缩：检查时嘱受检者咬紧牙关，检查者触摸其颞肌和咀嚼肌，判断有无萎缩，如图7-12a和图7-12b所示。再嘱受检者用牙咬住压舌板，不让检查者抽出，据此可判断其肌力，如图7-12c所示。

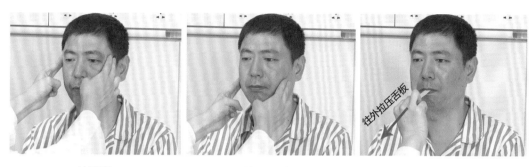

a. 触摸颞肌　　　　　　　　b. 触摸咀嚼肌　　　　　　　　c. 检查肌力

图 7-12　检查颞肌和咀嚼肌

（5）观察下颌位置：检查时嘱受检者张口，观察有无下颌偏斜，如图7-13所示。如果翼状肌瘫痪，则下颌偏向患侧。

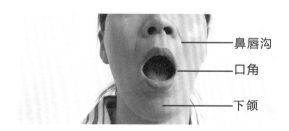

鼻唇沟

口角

下颌

图 7-13　下颌的检查

5. 第 7 对脑神经：面神经

第 7 对脑神经是面神经，主要支配面部表情肌和舌前 2/3 味觉功能。

面神经受损可分为中枢性和周围性损害两种，中枢性面瘫（上运动神经元）表现为对侧下半部分面肌无力，受检者对侧鼻唇沟变浅、对侧嘴角下垂，而皱额和闭眼功能则无影响。周围性面瘫（下运动神经元疾病，贝耳氏麻痹）则表现为病灶同侧的所有面肌的无力，受检者不能皱眉、闭眼、鼻唇沟变浅。

（1）观察眼裂大小、对称性。

眼裂，即睁开眼睛时上下眼睑之间的裂隙，如图7-14所示。

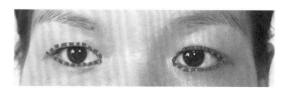

图 7-14　眼裂大小（红色虚线所标注的大小）

（2）观察鼻唇沟、口角对称性，如图 7-13 所示。

（3）闭眼、紧闭双眼抵抗阻力、皱额等，如图 7-15 所示。

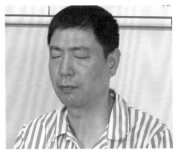
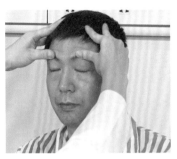
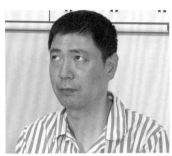

a. 闭眼   b. 紧闭双眼抵抗阻力   c. 皱额

图 7-15   面神经检查

（4）鼓腮、露齿、吹口哨，如图 7-16 所示。

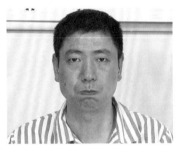
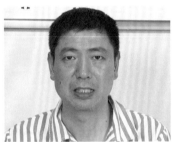
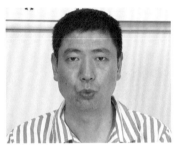

a. 鼓腮   b. 露齿   c. 吹口哨

图 7-16   面神经检查

（5）检查味觉。检查者嘱受检者伸舌，用纱布轻轻擦拭舌面，用棉棒蘸取糖水或盐水（不要让受检者知道蘸取的是哪种水），轻轻地擦拭舌的一侧的前 2/3 区域，然后让受检者告诉什么味道，一侧检查完后查另一侧，如图 7-17 所示。

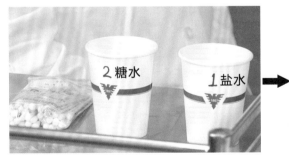
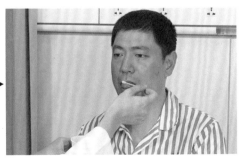

a. 物品准备   b. 检查味觉

图 7-17   检查味觉

6. 第 8 对脑神经: 前庭蜗 (位听) 神经

前庭蜗 (位听) 神经包括耳蜗和前庭两种感觉神经，检查方法包括听力检查和前庭功能检查。

(1) **检查听力**: 详见第三章 "头颈部检查"。

听力检查是检查耳蜗神经的功能。如果发现受检者的听力下降，则可以再做一下林纳试验和韦伯试验。

(2) **林纳 (Rinne) 试验**: 检查者将轻微振动着的音叉的柄 (512Hz) 放在受检者的乳突上 (如图 7-18a 所示)，直到他不能听到声音时，立即把仍在振动的音叉放在距耳道口 1 厘米处 (如图 7-18b 所示)，问受检者是否能听到声音。

在试验中，应用音叉分别测定两侧耳朵的气传导和骨传导，并分别记录传导的时间，正常人听到的气传导时间是骨传导时间的 2 倍，称为林纳试验 "阳性"。在中耳病变时，气导与骨导的比率缩小。

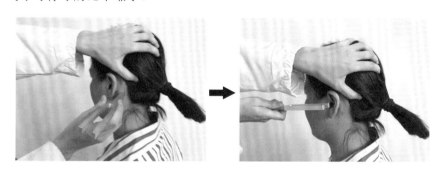

a. 将音叉柄放乳突上　　　　b. 将振动的音叉放耳道口

图 7-18　林纳试验

(3) **韦伯 (Weber) 试验**: 检查者将振动着的音叉放在受检者头顶 (如图 7-19a 所示)、前额 (如图 7-19b 所示) 或前牙上。

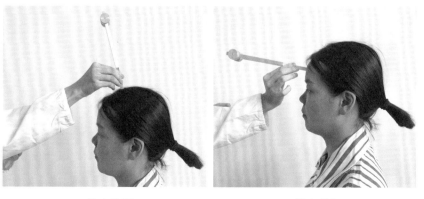

a. 放在头顶　　　　　　　b. 放在前额

图 7-19　韦伯试验

传导性耳聋时声音偏向病耳，这是因为病耳传音能力下降掩盖了外界的噪音，使病耳的耳蜗变得更敏感。

如果声音或振动觉偏向健侧，则提示病耳是神经感觉性耳聋。

（4）前庭功能检查：检查者询问受检者有无眩晕、平衡失调（如走路向一侧偏斜、步态不稳、闭目难立征等），检查有无自发性眼球震颤。也可通过外耳道灌注冷水、热水试验或旋转试验，来观察有无前庭功能障碍所致的眼球震颤反应减弱或消失。

7. 第9、10对脑神经：舌咽神经和迷走神经

舌咽神经和迷走神经在解剖和功能上关系密切，常同时受损。

（1）观察软腭与悬雍垂的位置：观察受检者张口发"啊"音时悬雍垂是否居中，两侧软腭上抬是否一致，如图3-29所示。同时注意受检者有无发音嘶哑、带鼻音或完全失音，有无呛咳，有无吞咽困难。当一侧神经受损时，该侧软腭上抬减弱，悬雍垂偏向健侧；当双侧神经麻痹时，悬雍垂虽居中，但双侧软腭上抬受限，甚至完全不能上抬。

（2）咽反射（恶心反射）：检查者用压舌板轻触左侧或右侧咽后壁（如图7-20所示），正常者出现咽部肌肉收缩和舌后缩，并有恶心反应；有神经损害者，则患侧反射迟钝或消失。

（3）检查咽部感觉：检查者可用棉签轻触受检者的两侧软腭和咽后壁，观察受检者的感觉。另外，舌后1/3的味觉减退为舌咽神经损害，检查方法同面神经。

8. 第11对脑神经：副神经

副神经支配胸锁乳突肌和斜方肌。

（1）检查胸锁乳突肌肌力：检查者嘱受检者头部左转，检查者的手往右用力阻挡受检者头部左转；反之，嘱受检者头部右转，检查者的手往左用力阻挡受检者头部右转，注意有无胸锁乳突肌萎缩及比较两侧的肌力，如图7-21所示。

（2）检查斜方肌肌力：检查者嘱受检者耸肩并抵抗检查者双手施予的压力，注意两侧斜方肌有无萎缩及比较两侧的肌力，如图7-22所示。

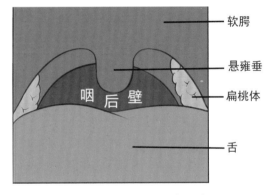

图 7-20　咽后壁示意

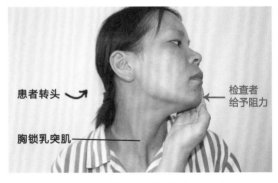

图 7-21　检查胸锁乳突肌肌力

9. 第 12 对脑神经：舌下神经

舌下神经支配舌肌。

检查者嘱受检者伸舌，观察有无舌尖偏向、舌肌萎缩或纤颤，如图7-23 所示。

在上单位运动神经元麻痹时，舌向病灶的对侧偏斜，无舌肌萎缩和颤动。在下单位运动神经元麻痹时，舌向病侧偏向，同时有舌肌的萎缩和颤动。

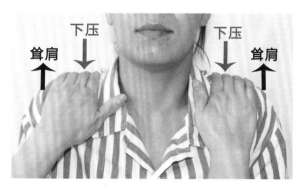

图 7-22　检查斜方肌肌力

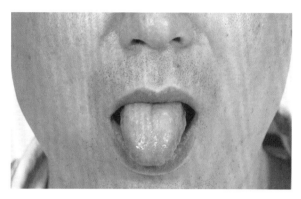

图 7-23　检查舌下神经（伸舌）

三、运动系统检查

运动系统检查包括六个方面：肌营养、不自主运动、肌张力、肌力、共济运动及姿势和步态。

1. 肌营养检查

观察受检者的肌肉形态，有无萎缩或肥大，如图 7-24 所示。如怀疑两侧肢体粗细不等，应同时测量双侧肢体的周径，测量时先定位以确保两侧在相同水平进行测量，如图 7-25 所示。

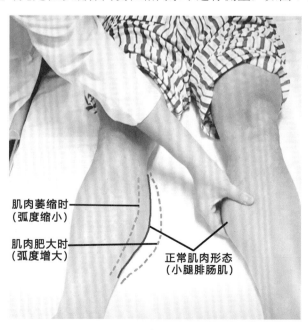

图 7-24　检查肌肉形态

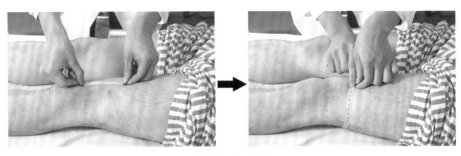

a. 检查左大腿周径

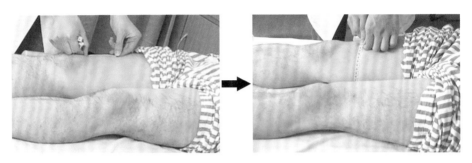

b. 检查右大腿周径

图 7-25　测量腿部周径

2. 不自主运动检查

观察受检者有无不自主运动。不自主运动为随意肌的不自主收缩，是指受检者意识清楚而不能自行控制的骨骼肌动作，包括下列多种类型。

• **痉挛**：泛指肌肉或肌群的各种不随意收缩。

• **抽搐**：指肌肉协调的、重复的、快速的抽动。

• **肌阵挛**：指肌肉或肌群快速而短促的闪电样不自主收缩。

• **张力障碍**：某些职业中技巧性比较高的动作持续时间较久后引起的张力障碍性痉挛。

• **震颤**：躯体某部分不自主的、有节律性抖动。

• **舞蹈样运动**：是快速、不规则、无目的、不对称、运动幅度大小不等的一种不自主动作，可发生于面部、躯干及肢体。

• **手足徐动**：为手指或足趾的一种缓慢持续的伸展扭曲动作，可重复出现且较有规律。

3. 肌张力检查

检查上、下肢的肌张力，嘱受检者尽可能地放松，伸展肘、腕、肩、膝、踝关节等，检查受检者肢体被动运动（反复被伸直、屈曲）时的阻力，以及触摸肢体肌肉的硬度，以判断受检者肢体的肌张力，如图 7-26 所示。

在脊髓前角病变、周围神经疾病和小脑疾病时，肌张力是降低的。上运动神经元疾病（锥体系）肌张力是增高的。

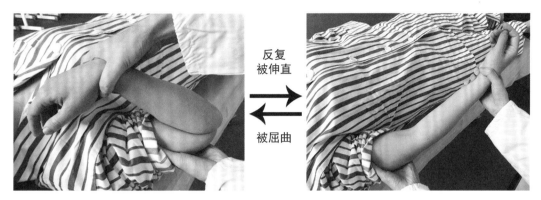

反复
被伸直

被屈曲

a. 检查上肢肌张力

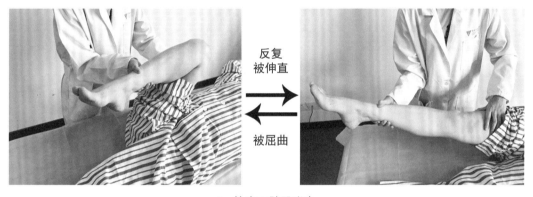

反复
被伸直

被屈曲

b. 检查下肢肌张力

图 7-26　肌张力的检查

4. 肌力检查

　　肌力是指肌肉运动时的最大收缩力。检查时，嘱受检者做肢体伸屈动作，检查者从相反方向给予阻力，测试受检者对阻力的克服力量，并注意两侧对比。

　　肌力的记录采用 0～5 级的六级分级法，如图 7-27 所示。

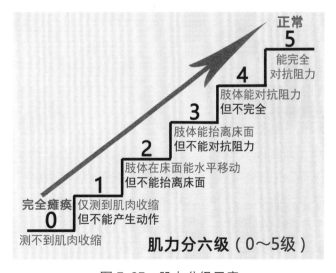

图 7-27　肌力分级示意

（1）**检查上肢近端肌力**：让受检者尽力外展上肢，检查者则给予阻力，如图 7-28 所示。

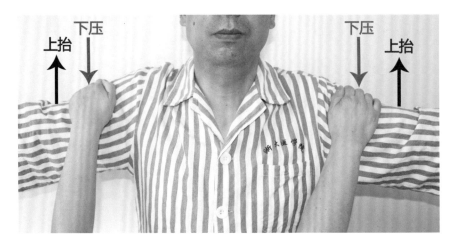

图 7-28　检查上肢近端肌力

（2）**检查上肢中部肌力**：嘱受检者屈肘，检查者尽力使之伸展，如图 7-29a 所示；嘱受检者伸肘，检查者尽力使之屈曲，如图 7-29b 所示。

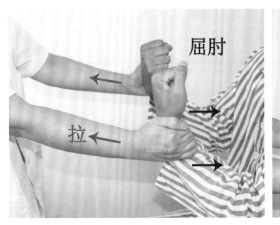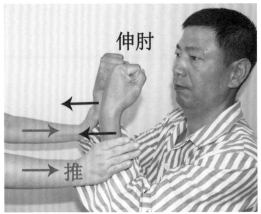

图 7-29　检查上肢中部肌力

（3）**检查上肢远端肌力**：①腕屈肌和腕伸肌肌力：嘱受检者屈、伸腕部，检查者给予反向阻力，如图 7-30a 和图 7-30b 所示。②指屈肌肌力：嘱受检者握拳而测试其肌力，如图 7-31 所示。③掌侧骨间肌肌力：嘱受检者尽力用手指夹住一张纸，而检查者则尽力要把纸拉出来（如图 7-32 所示），每两个相邻的手指分别进行检查。④背侧骨间肌肌力：嘱受检者尽量将手指伸展分开，检查者用力将手指并拢，如图 7-33 所示。

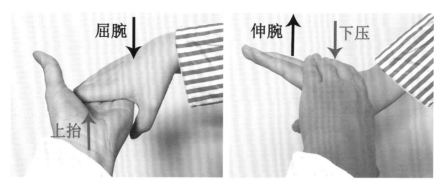

图 7-30 检查腕屈肌和腕伸肌肌力

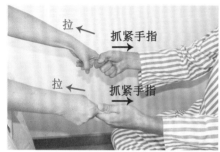

图 7-31 检查指屈肌肌力

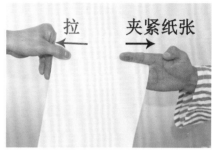

图 7-32 检查掌侧骨间肌肌力

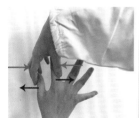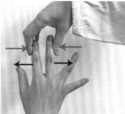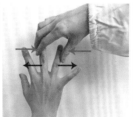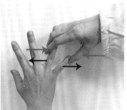

图 7-33 检查背侧骨间肌肌力

（4）检查下肢近端肌力：嘱受检者尽力屈曲髋关节，而检查者用力欲使之伸直，如图 7-34 所示。

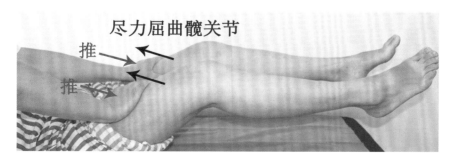

图 7-34 检查下肢近端肌力

（5）检查下肢中部肌力：①检查股四头肌肌力：嘱受检者尽力伸直下肢，而检查者用力欲使其膝盖屈曲，如图 7-35a 所示。②检查股后肌群肌力：嘱受检者尽力屈膝，检查者用力欲将其膝至伸直位置，如图 7-35b 所示。

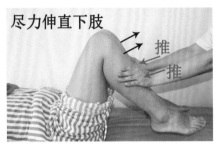 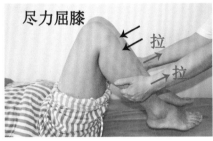

a. 检查股四头肌肌力　　　　　　　b. 检查股后肌群肌力

图 7-35　检查下肢中部肌力

（6）检查下肢远端肌力：①检查腓肠肌肌力：嘱受检者尽力跖屈踝关节，检查者反方向用力，如图 7-36a 所示。②检查胫骨前肌肌力：嘱受检者尽力背屈踝关节，检查者反方向用力，如图 7-36b 所示。③检查趾伸肌肌力：嘱受检者尽力背屈大脚趾，检查者反方向用力，如图 7-37a 所示。④检查趾屈肌肌力：嘱受检者尽力跖屈大脚趾，检查者反方向用力，如图 7-37b 所示。

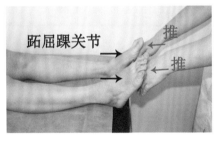 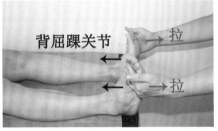

a. 检查腓肠肌肌力　　　　　　　b. 检查胫骨前肌肌力

图 7-36　检查下肢远端肌力（一）

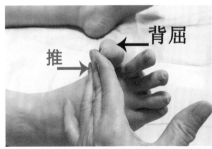 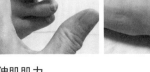

a. 检查趾伸肌肌力　　　　　　　b. 检查趾屈肌肌力

图 7-37　检查下肢远端肌力（二）

5. 共济运动检查

机体任一动作的完成均依赖于某组肌群协调一致的运动，称共济运动。这种协调主要靠小脑的功能，以协调肌肉活动、维持平衡和帮助控制姿势；也需要运动系统的正常肌力，前庭神经系统的平衡功能，眼睛、头、身体动作的协调，以及感觉系统对位置的感觉共同参与作用。这些部位的任何损伤均可造成共济失调。

（1）**指鼻试验**：检查者嘱受检者将前臂外旋、伸直，用食指触自己的鼻尖，先慢后快，先睁眼后闭眼，反复做上述动作，如图7-38所示。或嘱受检者先以食指接触距其前方0.5米检查者的食指，再以食指触自己的鼻尖，先慢后快，先睁眼后闭眼，反复做上述动作。一侧做完再做另一侧。

正常人能精准地完成动作，而不会有震颤或错过目标。小脑半球病变时，同侧指鼻

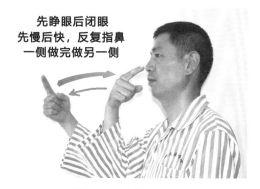

图7-38　指鼻试验

不准。若睁眼时指鼻准确，闭眼时出现障碍，则为感觉性共济失调。

（2）**快速轮替动作**：检查者嘱受检者用一侧手掌和手背反复交替、快速地拍击检查者的手掌或自己的另一侧手掌（如图7-39所示）。也可以嘱受检者伸直手掌并以前臂做快速旋前旋后动作（如图7-40所示）。正常人能以同样的节律、幅度和速度完成动作，而小脑有病变的受检者则表现为节律、幅度和速度的不一致。

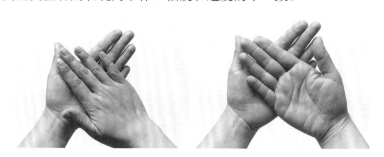

a. 右手掌和手背反复交替、快速地拍击自己的左手掌

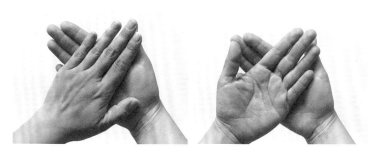

b. 左手掌和手背反复交替、快速地拍击自己的右手掌

图7-39　快速轮替动作（一）

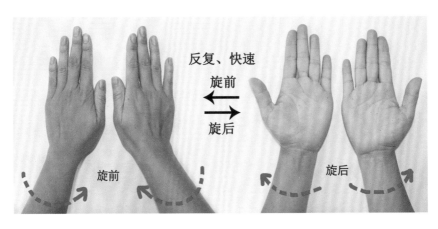

图 7-40　快速轮替动作（二）

（3）跟膝胫试验：检查者指导受检者抬起一侧下肢，用足跟去触及另一侧的膝盖下端并沿着胫骨前缘慢慢下滑，如图 7-41 所示。一侧做完再做另一侧。正常人能正确地执行这个动作而无摇晃或震颤。

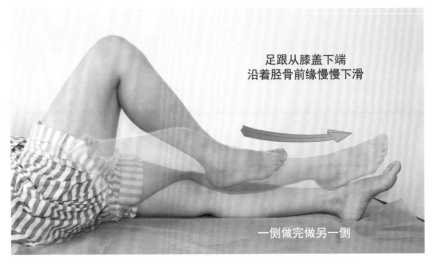

图 7-41　跟膝胫试验

（4）回击试验：嘱受检者握拳、屈二头肌，距胸部 30 厘米，检查者用一手保护受检者胸部，另一手用力反方向握其腕部，然后突然松手（如图 7-42 所示），正常人的前臂会有一些轻微的反弹，而有小脑病变的受检者会回击到自己的胸部上。

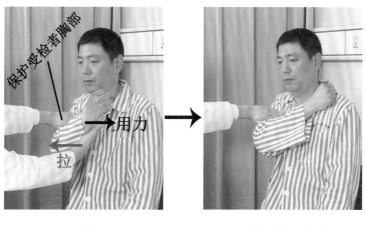

a. 准备   b. 检查者突然松手

图 7-42 回击试验

（5）闭目难立试验（Romberg 征，昂伯征）：检查者嘱受检者双脚并拢直立，双手向前平举，在睁眼和闭眼两种情形下，观察受检者保持直立姿势的能力。检查时，检查者应该站在受检者旁边以防受检者摔倒，如图 7-43 所示。

在有小脑病变的受检者，睁眼、闭眼时均难以保持该姿势。在深感觉障碍的受检者，闭眼时更难以保持该姿势。

（6）直线行走试验：检查者嘱受检者脚趾贴着后跟沿一直线行走，即行走时，一只脚的脚趾必须贴着另一脚的后跟，如图 7-44 所示。正常人能正确地执行这个动作，而有小脑病变的受检者则不能直线行走或走得不稳。

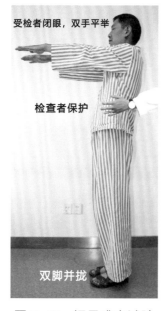

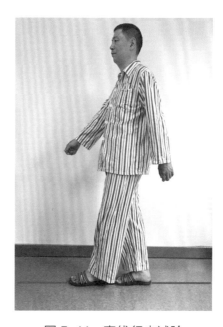

图 7-43 闭目难立试验   图 7-44 直线行走试验

（7）**姿势和步态检查**：检查者嘱受检者起步走、转弯、往回走、停步，观察其姿势和手臂、腿的共济运动。检查时，不要让受检者双手僵贴在身体两侧或叉着手臂。

· **前冲步态**：受检者的头和肩向前弯着，前臂部分屈曲，腕略伸，掌指关节屈曲，指间关节伸展，当受检者开始起步时，下肢的挪动很慢；一旦开始行走，表现为身体前倾，步伐加快、加频几成跑步状态，所以称为前冲步态。

· **摇摆步态**：肌营养不良时，躯干及骨盆带肌肉的无力导致行走摇摆，形如鸭步。

· **跨阈步态**：足下垂的受检者倾向于将受累下肢抬得较正常人高，以免脚趾拖地受伤；当足下垂为双侧性时，其步态便像跨栏一样。

· **痉挛性偏瘫步态**：受累肢体由于关节自由活动的障碍而前移困难，鞋子的足趾部分拖地且外侧常易磨破。

四、感觉系统检查

感觉系统检查包括浅感觉、深感觉和复合感觉的检查。

检查感觉时，都要嘱受检者闭眼，要注意双侧比较及远、近端比较。

1. 浅感觉检查

浅感觉检查包括痛觉、触觉和温度觉检查。

（1）**检查痛觉**：用一枚别针的针尖均匀地轻刺受检者的皮肤，询问受检者是否疼痛，如图7-45a所示。为避免受检者将触觉与痛觉混淆，应交替使用别针的针尖和针帽进行检查比较。注意两侧对称比较，同时记录痛感障碍类型（正常、过敏、减退或消失）与范围。痛觉障碍见于脊髓丘脑侧束损伤。

（2）**检查触觉**：用一支棉棒轻触受检者的皮肤，询问有无感觉，如图7-45b所示，注意两侧对称比较，记录是否存在触觉的减退或缺失。触觉障碍见于脊髓丘脑前束和后索病损。

（3）**检查温度觉**：用盛有热水（40～50℃）或冷水（5～10℃）的玻璃试管交替接触受检者的皮肤，嘱受检者辨别冷、热感，如图7-45c所示，注意两侧对称比较。温度觉障碍见于脊髓丘脑侧束损伤。

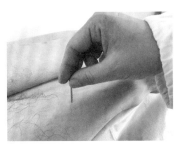
a. 检查痛觉

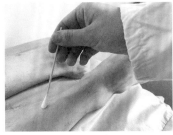
b. 检查触觉

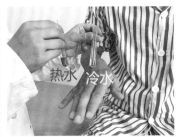
c. 检查温度觉

图 7-45　浅感觉检查示意

2. 深感觉检查

深感觉包括运动觉、位置觉、振动觉，如有障碍提示后索病损。

（1）检查运动觉：检查者轻轻夹住受检者的手指或足趾两侧，向上或下移动，嘱受检者根据感觉说出"向上"（如图 7-46a 所示）或"向下"（如图 7-46b 所示）。

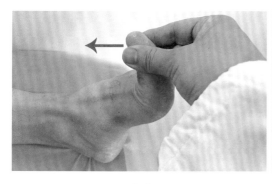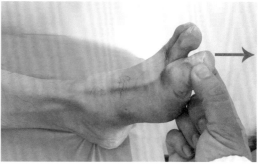

a. 向上　　　　　　　　　　　　　　　　b. 向下

图 7-46　检查运动觉示意

（2）检查位置觉：检查者将受检者的肢体摆成某一姿势，请受检者描述该姿势或用对侧肢体模仿。

（3）检查振动觉：检查者将振动着的音叉（128Hz）柄置于受检者骨突起处（如内踝、外踝、手指、桡尺骨茎突、胫骨、膝盖、髂嵴等），询问有无振动感觉，判断两侧有无差别，如图 7-47 所示。

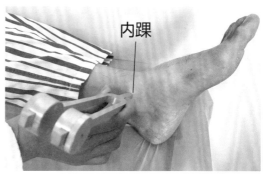

图 7-47　检查振动觉示意

3. 复合感觉检查

复合感觉是大脑综合分析的结果，也称皮质感觉，包括皮肤定位觉、两点辨别觉、实体辨别觉、体表图形觉等。

（1）**皮肤定位觉**：检查者用手指或棉签轻触受检者皮肤某处，让受检者用手指出被触部位，如图 7-48a 所示。该功能障碍见于皮质病变。

（2）**实体觉**：检查受检者的手对实体物件的大小、形状、性质的识别能力。检查时，将水笔、钥匙或硬币等置于受检者手中，经抚摸后让受检者说出物体的名称，如图 7-48b 所示。检查时应先检查功能差的一侧，再检查另一侧。该功能障碍见于皮质病变。

（3）**两点辨别觉**：检查者用分开的两脚规轻轻刺激受检者两点皮肤（注意不要造成疼痛），如受检者感觉为两点，再将两脚规距离逐渐缩短，直到受检者感觉为一点为止，测量实际间距，注意两侧对比，如图 7-48c 所示。身体各部位对两点辨别感觉的灵敏度不同，以舌尖、鼻端、手指最明显，四肢近端和躯干最差。正常情况下，手指的辨别间距是2毫米，舌是1毫米，脚趾是3～8毫米，手掌是8～12毫米，后背是40～60毫米。触觉正常而两点辨别觉障碍可见于额叶病变。

（4）体表图形觉：检查者在受检者皮肤上画图形（如方形、圆形、三角形等）或写简单的字（如"一""二""十"等），让受检者识别，注意两侧对比，如图7-48d所示。如有障碍，常为丘脑水平以上病变。

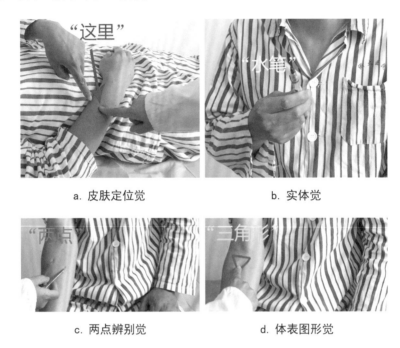

a. 皮肤定位觉　　　　　　　　b. 实体觉

c. 两点辨别觉　　　　　　　　d. 体表图形觉

图7-48　复合感觉检查示意

五、反射检查

神经反射由反射弧完成。反射弧包括感受器、传入神经元、中枢、传出神经元和效应器等。反射弧中任一环节有病变都可影响反射，使其减弱或消失；反射又受高级神经中枢控制，如锥体束以上病变，可使反射活动失去抑制而出现反射亢进。

反射包括生理反射和病理反射。根据刺激的部位，又可将生理反射分为浅反射和深反射两部分。

反射的强度通常分为以下5级（如图7-49所示）。

0：反射消失。

1＋（即"＋"）：肌肉收缩存在，但无相应关节活动，为反射减弱。

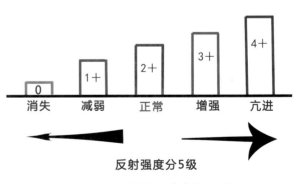

图7-49　反射强度分级示意

2＋（即"＋＋"）：肌肉收缩并导致关节活动，为正常反射。

3＋（即"＋＋＋"）：反射增强，可为正常或病理状况。

4＋（即"＋＋＋＋"）：反射亢进并伴有阵挛，为病理状况。

1. 浅反射检查

浅反射是指刺激皮肤、黏膜或角膜等引起的反应。

（1）**角膜反射**：详见本章节"颅神经检查"。

（2）**腹壁反射**：受检者取仰卧位时，下肢稍屈曲使腹壁松弛，检查者用一根钝头竹签，分别于肋缘下（胸髓 7～8 节）、脐平（胸髓 9～10 节）及腹股沟上（胸髓 11～12 节），由外侧向内侧轻划两侧腹壁皮肤，如图 7-50 所示，分别称为上、中、下腹壁反射。正常反应是上、中或下部局部腹肌收缩。

腹壁反射消失分别见于上述不同平面的胸髓病损。双侧上、中、下部反射均消失也见于昏迷和急性腹膜炎受检者。一侧上、中、下部腹壁反射均消失见于同侧锥体束病

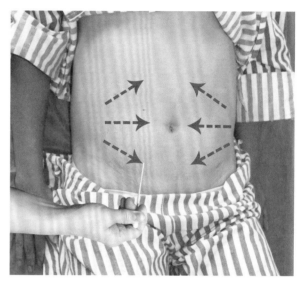

图 7-50　检查腹壁反射

损。肥胖者、老年人及经产妇由于腹壁过于松弛也会出现腹壁反射减弱或消失，应予以注意。

（3）**提睾反射**：受检者取卧位，大腿轻微外展，检查者用一根钝头竹签由下而上轻划大腿内侧上方皮肤，如图 7-51 所示。正常反应是同侧提睾肌收缩致睾丸上提。反射中枢为腰髓 1～2 节。

双侧提睾反射消失为腰髓 1～2 节病损。一侧反射减弱或消失见于锥体束损害。局部病变（如腹股沟疝、阴囊水肿等）也可影响提睾反射。

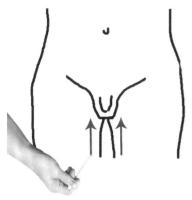

图 7-51　检查提睾反射

（4）**跖反射**：受检者取仰卧位，下肢伸直，检查者手持受检者踝部，用钝头竹签划足底外侧，由足跟向前至近小趾跖关节处转向大拇趾侧，如图 7-52a 所示。正常反应为足跖向跖面屈曲，也即 Babinski 征（巴宾斯基征）阴性，如图 7-52b 所示。反射消失为骶髓 1～2 节病损。

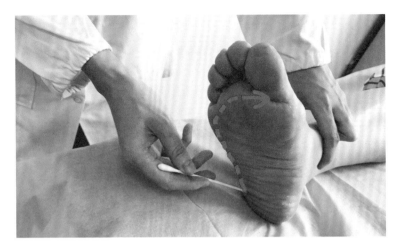

a. 检查方法

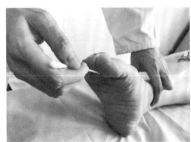

b. 跖反射或巴宾斯基征阴性

c. 巴宾斯基征阳性

图 7-52　检查跖反射或巴宾斯基征

（5）肛门反射：检查者用钝头竹签轻划受检者肛门一侧皮肤（如图 7-53 所示），正常反应为肛门外括约肌收缩。反射障碍为骶髓 4 ～ 5 节或肛尾神经病损。

2. 深反射检查

深反射，又称腱反射，是指刺激骨膜、肌腱经深部感受器完成的反射。检查时，受检者要合作，肢体肌肉应放松。检查者叩击力量要均等，两侧要对比。

（1）肱二头肌反射：受检者取坐位时把前臂置于检查者手臂上（如图 7-54a 所示）；受检者取平卧位时把手部和前臂置于自己的胸腹部上并完全放松（如图 7-54b 所示），肘部屈曲、旋前，手掌心朝下。检查者将大拇指放在受检

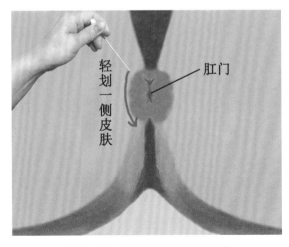

图 7-53　检查肛门反射示意

者肱二头肌肌腱上并用叩诊锤叩击之，如图8-54所示。反应是前臂的急速屈曲。反射中枢为颈髓5～6节。

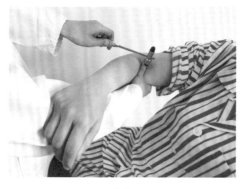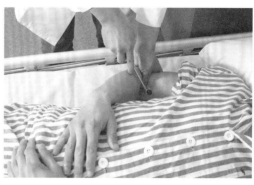

a. 坐位　　　　　　　　　　　　　　　　　　b. 平卧位

图 7-54　检查肱二头肌反射

（2）**肱三头肌反射**：受检者取坐位时，检查者托住受检者的手臂（如图7-55a所示）；受检者取平卧位时，把手部和前臂置于自己的胸腹部上并完全放松（如图7-55b所示），肘部屈曲、旋前，手掌心朝下。检查者用叩诊锤叩击鹰嘴上方的肱三头肌肌腱。反应是前臂的急速伸展。反射中枢为颈髓6～7节。

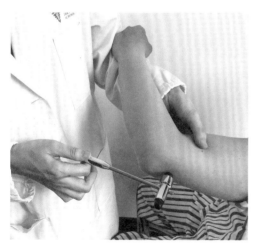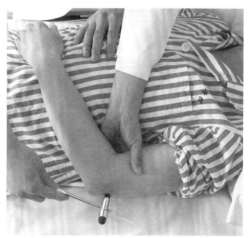

a. 坐位　　　　　　　　　　　　　　　　　　b. 平卧位

图 7-55　检查肱三头肌反射

（3）**桡骨膜反射（桡反射）**：受检者前臂置于半屈半旋前位，坐位时，检查者用手托住受检者的腕部并使其腕关节自然下垂；平卧位时，受检者的手部和前臂置于自己的胸腹部上并完全放松。检查者用叩诊锤敲击桡骨茎突（即桡骨下端），如图7-56所示。反应是肱桡肌收缩致屈肘和前臂旋前动作。反射中枢为颈髓5～6节。

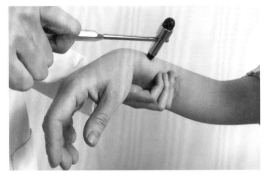
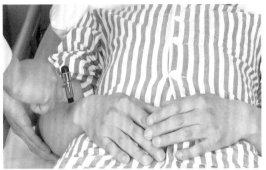

a. 坐位   b. 平卧位

图 7-56   检查桡骨膜反射

（4）膝反射：受检者取坐位时，可以坐在床上，双小腿自然下垂于床边，检查者用左手按住受检者检查侧的大腿中下部；也可以坐在椅子上，将一腿（检查侧）搁在另一腿的膝关节上，检查者右手持叩诊锤叩击受检者膝盖髌骨下方股四头肌肌腱，如图 7-57a 和 7-57b 所示。受检者取仰卧位时，检查者用手从膝下托起受检者的双腿，并嘱受检者双腿自然放松，检查者用叩诊锤叩击受检者膝盖髌骨下方股四头肌肌腱，如图 7-57c 所示。反应是股四头肌收缩致小腿伸展。反射中枢为腰髓 2～4 节。

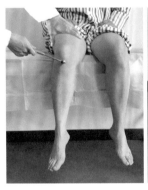
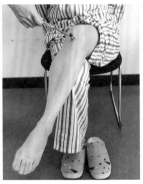
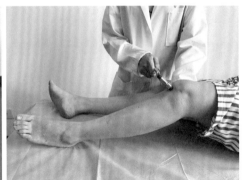

a. 坐位（一）   b. 坐位（二）   c. 平卧位

图 7-57   检查膝反射的不同体位

（5）踝反射（跟腱反射）：受检者取仰卧位，髋关节和膝关节屈曲，下肢取外旋外展位；检查者用左手将受检者足部背屈成直角，右手执叩诊锤敲击受检者跟腱，如图 7-58 所示。反应是腓肠肌收缩致足向跖面屈曲。反射中枢为骶髓 1～2 节。

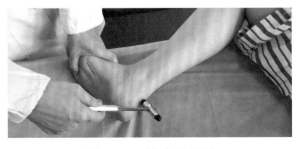

图 7-58   检查踝反射

如果仰卧位不能测出，可以嘱受检者跪于椅面上，双足自然下垂，然后检查者用叩诊锤敲击受检者跟腱，反应同仰卧位。

（6）阵挛：椎体束以上病变导致深反射亢进时，用力使相关肌肉处于持续性紧张状态，该组肌肉则发生节律性收缩，称为阵挛。常见的阵挛有以下两种。①髌阵挛：受检者取仰卧

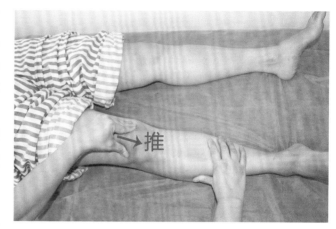

图 7-59　检查髌阵挛

位，双下肢伸直；检查者用拇指、食指捏住髌骨上缘，用力向远端方向快速连续推动数次后保持适度的推力一段时间（如图 7-59 所示）。阳性反应是股四头肌发生节律性收缩，致使髌骨上下移动。②踝阵挛：受检者取仰卧位，检查者以左手在膝下托住受检者的腿使稍屈髋屈膝（如图 7-60a 所示），或者使受检者的腿稍屈髋屈膝并外旋（如图 7-60b 所示），检查者的右手抓住受检者足的前部，然后突然背屈其足并保持这个姿势。阳性反应是腓肠肌和比目鱼肌发生连续节律性收缩，致使足部呈现交替性屈伸动作。

阵挛系腱反射极度亢进。

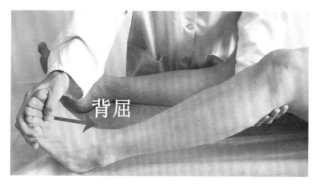
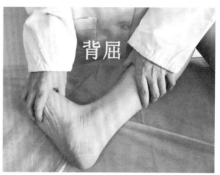

a　　　　　　　　　　　　　　b

图 7-60　检查踝阵挛

3. 病理反射检查

病理反射是指锥体束病损时，大脑失去了对脑干和脊髓的抑制作用而出现的异常反应。1 岁半以内的婴幼儿由于神经系统发育未完善，也可出现这种反射，不属于病理性。

（1）Hoffmann 征（霍夫曼征）：通常认为是病理反射，也有认为是深反射亢进的表现。检查者左手持受检者一侧腕部，右手食指和中指夹住受检者中指的中间指骨并稍向

上提，使受检者的腕部处于轻度过伸位，检查者用大拇指迅速弹刮受检者中指的指甲，如图 7-61 所示，如果受检者其余四指出现掌屈反应，则为霍夫曼征阳性。反射中枢为颈髓 7 节～胸髓 1 节。

（2）Babinski 征（巴宾斯基征，简称巴氏征）：检查方法同跖反射，见图 7-52a 所示。如果蹬趾缓慢背伸及其余四足趾呈扇形张开，则为巴氏征阳性，如图 7-52c 所示。

（3）Chaddock 征（夏达克氏征）：受检者取平卧位，检查者用钝头竹签沿受检者外踝下方足背外缘，由后向前划至小趾跖关节处，如图 7-62 所示，阳性反应同巴氏征。

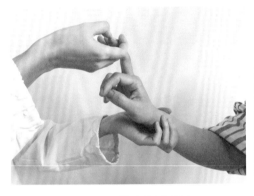

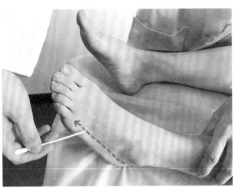

图 7-61　检查霍夫曼征　　　　　　图 7-62　检查夏达克氏征

（4）Oppenheim 征（奥本海默氏征）：受检者坐在床上，小腿自然下垂；或者受检者取仰卧位，伸直下肢。检查者弯曲食指和中指，从膝下开始沿受检者胫骨前缘用力由上向下滑压至踝部，如图 7-63 所示，阳性反应同巴氏征。

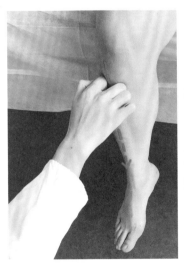

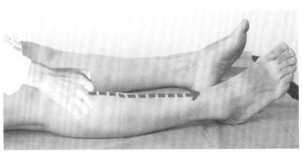

a. 坐位　　　　　　　　　　　　　b. 仰卧位

图 7-63　检查奥本海默氏征

（5）Gordon 征（古登氏征）：受检者取仰卧位，检查者用手以一定的力量捏压受检者小腿后侧的腓肠肌，如图 7-64 所示，阳性反应同巴氏征。

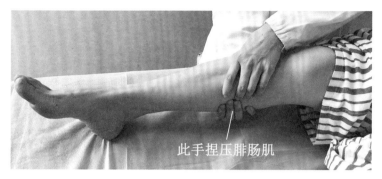

此手捏压腓肠肌

图 7-64　检查古登氏征

六、神经根检查

Lasegue 征（直腿抬高试验和加强试验）：受检者取仰卧位，双下肢伸直，检查者将一手置于膝关节上保持下肢伸直，另一手将下肢抬起，正常可抬高 70° 以上；若抬高不足 70° 且伴有下肢后侧的放射性疼痛（腰骶部神经根被牵拉），则为 Lasegue 征阳性。在抬腿基础上，检查者将受检者足部被动背屈（如图 7-65 示从 A 到 B），若疼痛加剧，则为加强试验阳性。

检查时应先检查健侧，再检查患侧，并注意双侧对比。

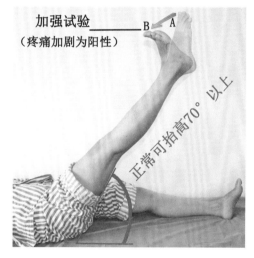

加强试验
（疼痛加剧为阳性）

正常可抬高70°以上

图 7-65　直腿抬高试验和加强试验示意

Lasegue 征阳性见于腰椎间盘突出症，也可见于单纯性坐骨神经痛。

七、脑膜刺激征检查

1. 颈强直

受检者取仰卧位，去枕平卧。检查者右手置于受检者胸前，左手托住受检者的头枕部做屈颈动作，如图 7-66 所示。如果这一被动屈颈检查时感觉抵抗力增强，即为有颈强直或颈项强直。颈强直除见于颅内病变（如脑膜炎、蛛网膜下腔出血等）外，还可见于颈椎病变或颈部肌肉病变（如颈椎病、颈椎骨折或脱位、颈部肌肉损伤等），所以只有在除外颈椎病变和颈部肌肉病变后，才能认为有脑膜刺激征。

排除颈椎病变和颈部肌肉病变的方法：在检查颈强直前，检查者的左手托住受检者的头枕部轻柔地左右摇晃一下受检者的颈部，如果受检者颈部无僵硬感或无疼痛情况，则可排除颈椎病变和颈部肌肉病变，接下去可以做颈强直检查；反之，如果考虑受检者可能存在颈椎病变或颈部肌肉病变，则不宜再继续做颈强直检查。

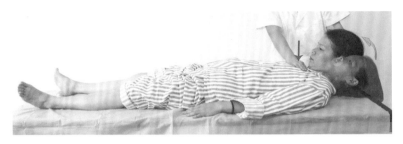

图 7-66　检查颈项强直

2. Kernig 征（克匿格氏征，简称克氏征）

受检者取仰卧位，检查者将受检者一侧下肢髋部和膝部屈曲成 90° 角（如图 7-67a 所示），然后检查者把受检者的小腿往上抬高伸膝（如图 7-67b 所示）。正常情况下，膝部可以被伸展到 135° 以上。如果伸膝受阻且伴有疼痛与屈肌痉挛，则为克氏征阳性。

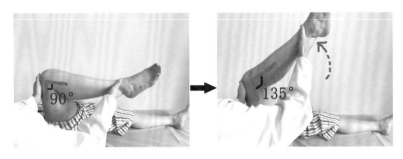

a. 准备　　　　　　　　　　b. 抬高受检者小腿

图 7-67　检查克氏征

3. Brudzinski 征（布鲁登斯基氏征，简称布氏征）

受检者取仰卧位，双下肢伸直，检查者右手置于受检者胸前，左手托住受检者的头枕部并做屈颈动作，与检查颈强直的方法相同，如图 7-68 所示。当受检者头部被前屈时，如果双髋与膝关节同时屈曲，则为布氏征阳性。

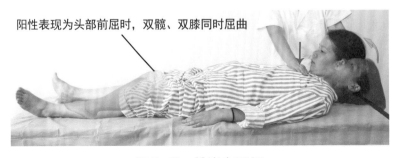

阳性表现为头部前屈时，双髋、双膝同时屈曲

图 7-68　检查布氏征

八、自主神经功能检查

自主神经可分为交感与副交感两个系统，主要功能是调节内脏、血管与腺体等活动。大部分内脏接受交感和副交感神经纤维的双重支配，在大脑皮质的调节下，协调整个机体内、外环境的平衡。临床常用检查方法有以下几种。

1. 眼心反射

受检者取仰卧位，双眼自然闭合，计数脉率。检查者将左手中指、食指分别置于受检者眼球两侧，逐渐加压，以受检者不痛为限。加压 20 ～ 30 秒后计数脉率，正常可减少 10 ～ 12 次 / 分；脉率减少超过 12 次 / 分提示副交感（迷走）神经功能增强；迷走神经麻痹则无反应。如加压后脉率非但不减慢反而加速，则提示交感神经功能亢进。

2. 卧立位试验

平卧位计数脉率，然后起立站直，再计数脉率。如由卧位到立位，脉率增加超过 10 ～ 12 次 / 分，则为交感神经兴奋性增强；由立位到卧位，脉率减慢超过 10 ～ 12 次 / 分，则为迷走神经兴奋性增强。

3. 皮肤划痕试验

用钝头竹签在皮肤上适度加压划一条线，数秒钟后，皮肤先出现白色划痕（血管收缩）高出皮面，以后变红，属正常反应。如白色划痕持续较久，超过 5 分钟，提示交感神经兴奋性增高。如红色划痕迅速出现、持续时间较长、明显增宽甚至隆起，提示副交感神经兴奋性增高或交感神经麻痹。

4. 竖毛反射

竖毛肌由交感神经支配。正常情况下，将冰块置于受检者颈后或腋窝，数秒钟后可见竖毛肌收缩，毛囊处隆起如鸡皮。根据竖毛反射障碍的部位来判断交感神经功能障碍的范围。

5. 发汗试验

发汗试验常用碘淀粉法，即以碘 1.5 克，蓖麻油 10.0 毫升，与 95% 酒精 100 毫升混合成淡碘酊涂布于皮肤，干后再敷以淀粉。皮下注射毛果芸香碱 10 毫克，作用于交感神经节后纤维而引起出汗，出汗处淀粉变蓝色，无汗处皮肤颜色不变，可协助判断交感神经功能障碍的范围。

6. Valsalva 动作

受检者深吸气后，在屏气状态下用力做呼气动作 10 ～ 15 秒。Valsalva 动作可以增加胸腔内压力，显著减少静脉回心血量；可以兴奋迷走神经。因此，通过 Valsalva 动作可以鉴别心脏杂音（左、右心发生的杂音一般减弱，而梗阻性肥厚型心肌病的杂音增强），可以终止阵发性室上性心动过速等。Valsalva 动作时间不可过长，不然会导致脑血流和冠脉血流的减少。

第八章

脊柱与四肢检查

第一节　检查纲要

一、脊柱的检查

1. 暴露脊柱，观察脊柱外观。

2. 触诊脊柱有无畸形、压痛。

3. 叩诊脊柱（直接叩诊、间接叩诊）。

4. 检查颈椎的运动功能（前屈、后伸、左右侧弯、左右旋转）。

5. 检查腰椎的运动功能（前屈、后伸、左右侧弯、左右旋转）。

二、上肢的检查

1. 正确暴露上肢。

2. 观察上肢皮肤、关节等。

3. 手部关节的检查。

（1）视诊指间关节和掌指关节。

（2）触诊指间关节和掌指关节。

（3）检查指关节的运动功能（伸展、爪状、握拳、拇指对掌）。

4. 腕关节的检查。

（1）视诊腕关节。

（2）触诊腕关节。

（3）检查腕关节的运动功能（背伸、掌屈、往桡侧或往尺侧运动）。

5. 肘关节的检查。

（1）视诊肘关节，包括肘后三角。

（2）触诊肘关节，包括鹰嘴和肱骨髁状突。

（3）检查肘关节的运动功能（屈肘、伸肘、旋前、旋后）。

6. 肩关节的检查。

（1）暴露肩部及视诊肩部外形。

（2）触诊肩关节及其周围。

（3）检查肩关节的运动功能（做三个动作和外展、内收、前屈、后伸、旋前、旋后）。

三、下肢的检查

1. 观察步态。

2. 正确暴露下肢。

3. 观察双下肢外形、皮肤、趾甲等。

4. 双下肢长度测量。

5. 髋关节的检查。

（1）视诊髋关节。

（2）触诊髋关节。

（3）检查髋关节的运动功能（屈曲、后伸、外展、内收、内旋、外旋）。

6. 膝关节的检查。

（1）视诊膝关节。

（2）触诊膝关节。

（3）浮髌试验。

（4）髌骨运动检查。

（5）检查膝关节的运动功能（屈曲、前伸、内旋、外旋）。

7. 踝关节与足部的检查。

（1）观察踝关节和足部的外形。

（2）触诊踝关节及跟腱等。

（3）检查踝关节与足部关节的运动功能（背伸、跖屈、内翻、外翻、内收、外展、屈趾、伸趾）。

第二节　检查细则

人体的脊柱是支撑体重、维持躯体各种姿势的重要支柱，也是躯体活动的枢纽，检查时主要是观察脊柱的形态、有无局部疼痛和活动度有无受限。四肢包括两上肢和两下肢，检查时除观察四肢的大体形态和长度外，应以关节检查为主。

脊柱和四肢骨骼可见示意图 8-1（扫描自参考文献 [15]）。

一、脊柱的检查

脊柱由 7 个颈椎、12 个胸椎、5 个腰椎、5 个骶椎和 4 个尾椎组成（见图 8-2a）。第 7 颈椎的棘突特别长，颈前屈时在皮下易触及，常用作计数椎骨序数的标志（见图 8-2b）。正常人直立时，脊柱从侧面观察有 4 个生理弯曲，即颈段稍向前凸，胸段稍向后凸，腰椎明显向前凸，骶椎则明显向后凸【见图 8-3a 和图 8-3b（扫描自参考文献 [15]）】。脊柱有病变时，表现为局部疼痛、姿势或形态异常以及活动度受限等。

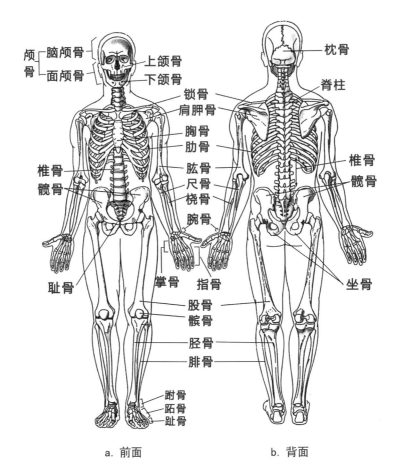

a. 前面   b. 背面

图 8-1　人体骨骼示意

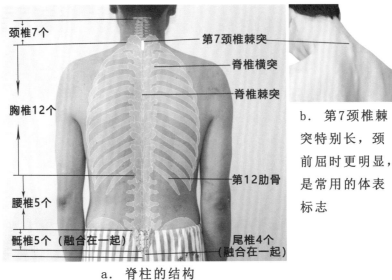

a. 脊柱的结构

b. 第7颈椎棘突特别长，颈前屈时更明显，是常用的体表标志

图 8-2　脊柱结构示意（背面观）

脊柱检查时，受检者可取站立位和坐位，按视诊、触诊、叩诊和活动度检查的顺序进行。检查时，受检者检查部位尽量充分暴露，动作要轻柔，尽量减少受检者痛苦。

1. 暴露脊柱，观察脊柱外观

观察脊柱外形时，应嘱受检者脱去上衣，双足并拢站立位，双下肢伸直，双手自然下垂。

（1）背面观察：观察脊柱是否处于正中，有无后凸、侧凸等畸形。

（2）侧面观察：主要观察脊柱四个生理弯曲有无异常或消失。

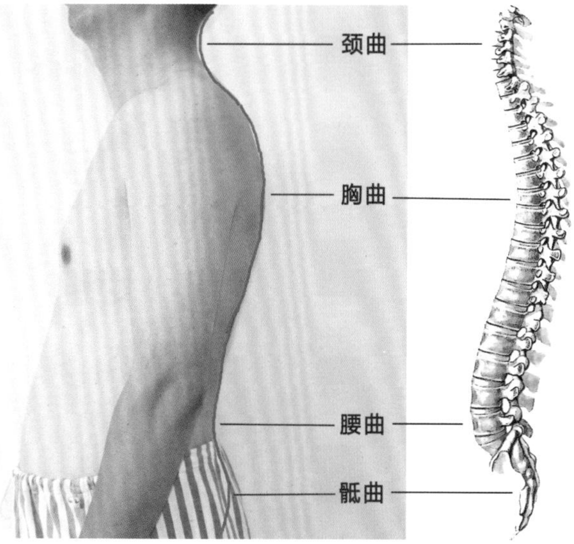

a. 脊柱 4 个生理弯曲　　　　b. 脊柱侧面观

图 8-3　脊柱 4 个生理弯曲（侧面观）

2. 触诊脊柱有无畸形、压痛

（1）检查者可用食指和中指沿受检者脊柱棘突自上而下逐个划过，皮肤留下一条红线，观察脊柱有无畸形，如图 8-4 所示。

（2）检查者逐个触诊受检者的脊柱棘突和椎旁肌肉，询问受检者有无压痛，如图 8-5 所示。

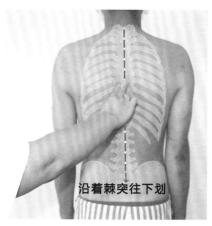

图 8-4　触诊脊柱有无畸形

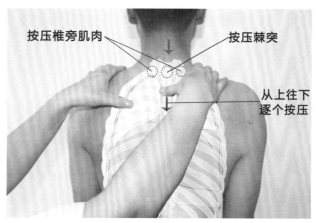

图 8-5　触诊脊柱棘突和椎旁肌肉有无压痛

3. 叩诊脊柱

（1）直接叩诊法：受检者可取站立位或坐位，检查者右手握拳，或者用手指或用叩诊锤逐个叩击脊柱棘突，询问受检者有无叩击痛，如图 8-6 所示。

（2）**间接叩诊法**：受检者可取坐位，检查者用左手掌置于受检者头顶，右手握拳叩击自己的左手背，询问受检者有无叩击痛，如图 8-7 所示。

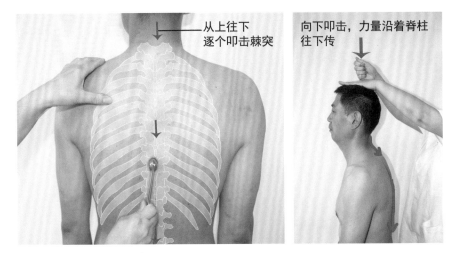

图 8-6　脊柱直接叩诊法　　　　图 8-7　脊柱间接叩诊法

4. 检查颈椎的运动功能（前屈、后伸、左右侧弯、左右旋转）

受检者取坐位或站立位；检查者站在受检者前面或后面，用双手固定受检者肩部，嘱受检者做前屈（低头）、后伸（仰头）、左右侧弯、左右旋转颈部运动，如图 8-8 所示。正常人颈部前屈可达 75°，后伸可达 40°，往左或往右侧弯可达 40°，往左或往右旋转可达 60° ～ 80°。

如果已有颈椎外伤可疑骨折或关节脱位，应避免颈椎活动，防止损伤脊髓。

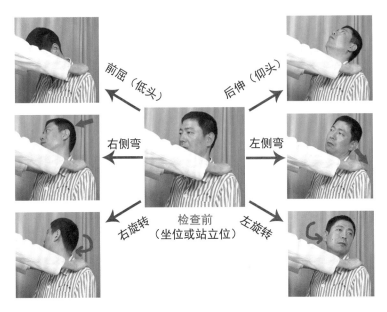

图 8-8　颈椎的运动功能检查

5. 检查腰椎的运动功能（前屈、后伸、左右侧弯、左右旋转）

受检者取站立位；检查者嘱受检者做前屈（弯腰）、后伸腰部运动，同时检查者应该站在受检者周围保护，以防受检者摔倒；随后，检查者用双手固定受检者两侧髋部，嘱受检者做左右侧弯、左右旋转腰部运动，如图 8-9 所示。正常人腰部前屈可达 90°，后伸可达 30°，往左或往右侧弯可达 20° ~ 35°，往左或往右旋转可达 30°。

如果已有腰椎外伤可疑骨折或关节脱位，应避免腰椎活动，防止损伤脊髓。

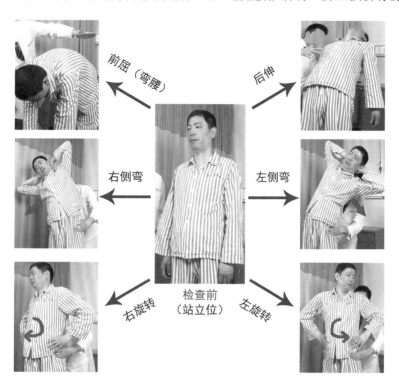

图 8-9　腰椎的运动功能检查

二、上肢的检查

上肢的检查包括肩部、上臂、肘部、前臂、腕部和手部，检查时应充分暴露上述部位，双侧对比检查。

1. 正确暴露上肢

检查者应充分暴露受检者上肢从肩部至指尖。

2. 观察上肢皮肤、关节等

观察受检者上肢皮肤、关节时应注意双侧对比，有无异常情况。

3. 手部关节的检查

（1）视诊指间关节和掌指关节：观察受检者指间关节和掌指关节有无肿胀、畸形等。注意双侧对比，有无异常情况。手部关节如图 8-10 所示。

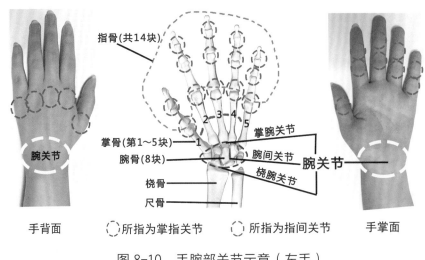

图 8-10　手腕部关节示意（左手）

（2）触诊指间关节和掌指关节：嘱受检者手平展，掌面朝下，然后逐个按压触诊指间关节和掌指关节各关节掌面、背面、侧面。

（3）检查指关节的运动功能（伸展、爪状、握拳、拇指对掌）：检查者嘱受检者伸展手指，弯曲近指间关节及远指间关节呈爪状，做握拳和拇指对掌运动，如图 8-11 所示。

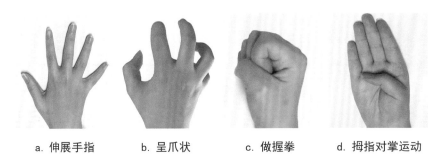

a. 伸展手指　　　b. 呈爪状　　　c. 做握拳　　　d. 拇指对掌运动

图 8-11　指关节的运动功能检查

4. 腕关节的检查

（1）视诊腕关节：观察受检者腕关节有无肿胀、畸形等，应注意双侧对比，有无异常情况。腕关节结构如图 8-10 所示。

（2）触诊腕关节：嘱受检者手腕放松，掌面朝下，然后双手拇指按住受检者手腕背面，其他手指按住受检者掌面，适当加压，逐点移动触诊腕关节，如图 8-12 所示。

（3）检查腕关节的运动功能（背伸、掌屈、往桡侧或往尺侧运动）：检查者嘱受检者做腕关

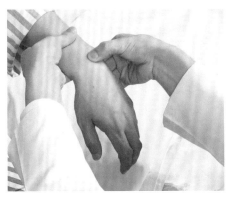

图 8-12　触诊腕关节

节的背伸、掌屈、左右运动，如图 8-13 所示。

腕关节活动正常时可达背伸 30° ~ 60°、掌屈 50° ~ 60°、往桡侧（大拇指侧）25° ~ 30°、往尺侧（小指侧）30° ~ 40°。

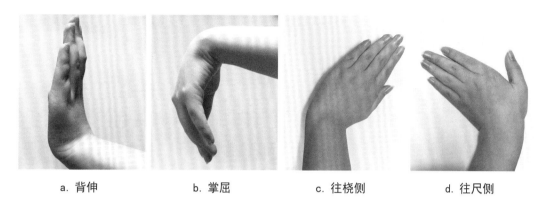

| a. 背伸 | b. 掌屈 | c. 往桡侧 | d. 往尺侧 |

图 8-13 腕关节的运动功能检查

5. 肘关节的检查

（1）视诊肘关节，包括肘后三角：观察受检者肘关节有无肿胀、畸形等。注意双侧对比，有无异常情况。

正常肘关节伸直时肱骨内上髁、尺骨鹰嘴、肱骨外上髁三点在一条直线上（如图 8-14a 所示）；肘关节屈曲时三点组成一个以内、外上髁连线为底边的等腰三角形，称为"肘后三角"（如图 8-14b 所示）。

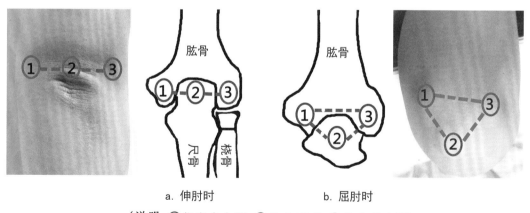

| a. 伸肘时 | b. 屈肘时 |

（说明：①代表内上髁；②代表鹰嘴；③代表外上髁）

图 8-14 肘后三角示意（右肘关节）

（2）触诊肘关节，包括鹰嘴和肱骨髁状突：检查者一手握住受检者前臂并让其屈肘，另一手拇指及其余四指在受检者肱骨内、外上髁及尺骨鹰嘴部位触诊，如图 8-15 所示。

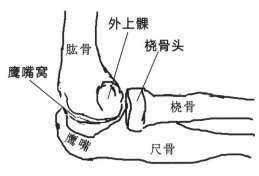

a. 肘关节外侧面示意图

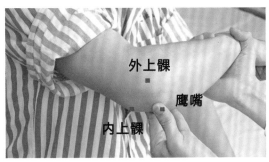

b. 触诊肘关节

图 8-15　触诊肘关节（右肘关节）

（3）检查肘关节的运动功能（屈肘、伸肘、旋前、旋后）：受检者取坐位或站立位，并配合做屈肘、伸肘动作；检查者嘱受检者屈肘手背向上转动前臂做旋前运动、手背向下转动前臂做旋后运动（主动运动），如图 8-16 所示。或者检查者一手固定受检者的上臂，另一手持受检者的前臂进行多个方向的活动（被动运动）。

肘关节活动正常时可达屈 135°～150°、伸 10°、旋前 80°～90°、旋后 80°～90°。

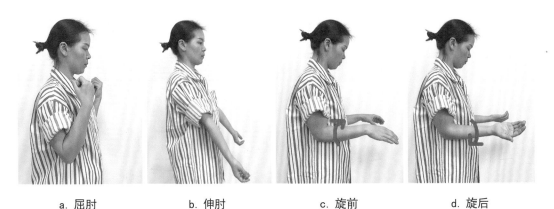

a. 屈肘　　　　　　b. 伸肘　　　　　　c. 旋前　　　　　　d. 旋后

图 8-16　肘关节的运动功能检查（主动运动）

6. 肩关节的检查

（1）**暴露肩部及视诊肩部外形**：观察受检者肩关节有无肿胀、畸形等，应注意双侧对比，有无异常情况。

（2）**触诊肩关节及其周围**：检查者站在受检者前方，用手指适当按压触诊肩关节及其周围组织，应包括三角肌下滑囊及肱二头肌肌腱的触诊，如图 8-17 所示。

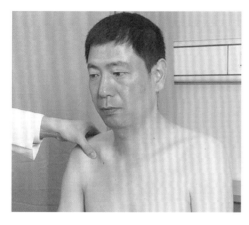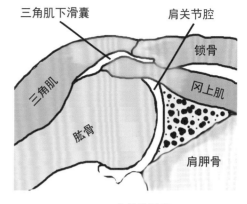

a. 触诊肩关节　　　　　　　　　　　　　b. 肩关节示意

图 8-17　触诊肩关节及周围组织

（3）检查肩关节的运动功能（做三个动作和外展、内收、前屈、后伸、旋前、旋后）：

①做三个动作：

ⅰ 一手高举，越过头顶，触及对侧耳廓，如图 8-18a 所示。

ⅱ 双手上举置于枕后，如图 8-18b 所示。

ⅲ 一手沿后背尽量伸及最高点，正常能触及对侧肩胛骨，如图 8-18c 所示。

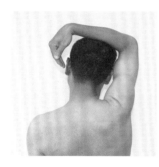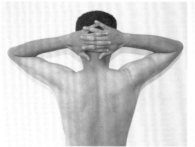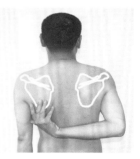

a. 触及对侧耳廓　　　　　b. 双手置于枕后　　　　　c. 触及对侧肩胛骨

图 8-18　三个动作示意

②检查肩关节的外展、内收、前屈、后伸、旋前、旋后运动。检查者嘱受检者做自主运动，即肩关节的外展、内收、前屈、后伸、旋前、旋后运动，观察有无活动受限，如图 8-19 所示；或者检查者一手固定受检者肩胛骨，另一手持受检者的上臂进行多个方向的活动（被动运动）。

肩关节活动正常时可达外展 90°，内收 45°，前屈 90°，后伸 35°，旋前 45°，旋后 45°。

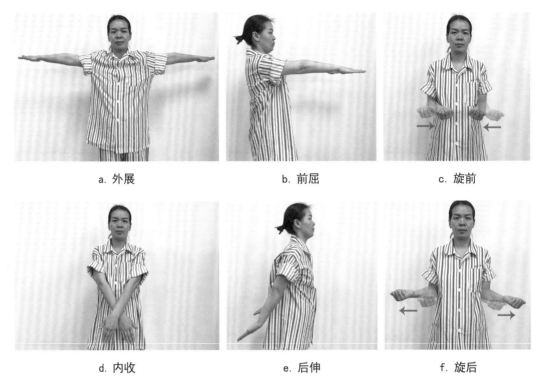

| a. 外展 | b. 前屈 | c. 旋前 |
| d. 内收 | e. 后伸 | f. 旋后 |

图 8-19　肩关节的运动功能检查（主动运动）

三、下肢的检查

下肢的检查包括臀部、大腿、膝部、小腿、踝部和足部，检查时应充分暴露上述部位，双侧对比检查。

1. 观察步态

嘱受检者配合行走，观察步态。

2. 正确暴露下肢

检查时应遮盖受检者腹部和会阴部，充分暴露双下肢。

3. 观察双下肢外形、皮肤、趾甲等

注意双侧对比，有无异常情况。

4. 双下肢长度测量

一般测量双下肢的相对长度，即受检者仰卧位时双下肢伸直测量髂前上棘到内踝尖端的长度（如图 8-20 所示），或者测量脐到内踝尖端的长度。注意双侧对比，有无异常情况。

双下肢的绝对长度，即骨性长度，指股骨长度、胫骨长度和腓骨长度等。

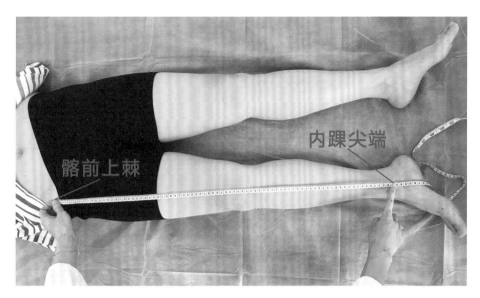

图 8-20　双下肢长度测量

5. 髋关节的检查

（1）**视诊髋关节**：观察受检者髋关节有无肿胀、畸形，表面皮肤有无异常等。骨盆和髋关节结构示意见图 8-21。

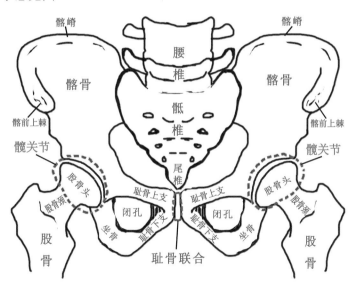

图 8-21　骨盆和髋关节结构示意（前面观）

（2）**触诊髋关节**：检查者用双手按压触诊髋关节部位有无压痛、肿块等。

（3）**检查髋关节的运动功能（屈曲、后伸、外展、内收、内旋、外旋）**：受检者取仰卧位（后伸运动时取侧卧位），检查者嘱受检者配合做髋关节屈曲、后伸、内收、外展、内旋、外旋运动（主动运动），屈曲运动时尽可能向胸部屈膝，内旋和外旋运动时应屈膝屈髋各约 90°，如图 8-22 所示。或者检查者一手固定受检者髋部或臀部，另一手持受检者的大腿部或膝部进行多个方向的活动（被动运动）。

髋关节活动正常时可达屈曲 130° ～ 140°，后伸 15° ～ 30°，内收 20° ～ 30°，外展 30° ～ 45°，内旋 45°，外旋 45°。

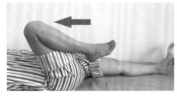

a. 屈曲

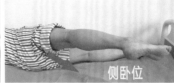

b. 后伸

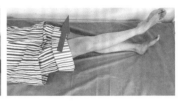

c. 内收

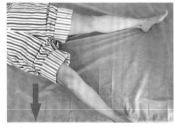

d. 外展

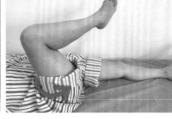

e. 内旋

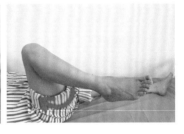

f. 外旋

图 8-22　髋关节的运动功能检查（主动运动）

6. 膝关节的检查

（1）视诊膝关节：观察膝关节有无肿胀、畸形，表面皮肤有无异常等。膝关节结构示意见图 8-23。

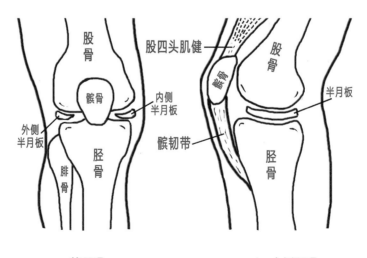

a. 前面观　　　　　　　　　　b. 内侧面观

图 8-23　膝关节结构示意

（2）触诊膝关节：受检者取仰卧位，双下肢微屈膝，检查者双手拇指置于受检者髌韧带两侧，其余四指置于腘窝处，触诊膝关节前、后、两侧，注意有无压痛及异常隆起，如图 8-24 所示。

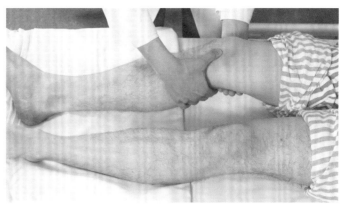

图 8-24　触诊膝关节

（3）浮髌试验：受检者取仰卧位，下肢伸直放松；检查者一手虎口卡于患膝髌骨上极并加压压迫髌上囊（如图 8-25 所示，使关节液往髌骨下聚集），另一手拇指、中指固定髌骨下缘而食指垂直按压髌骨并迅速抬起，如图 8-26 所示。如果按压时髌骨与关节面有触碰感，松手时髌骨浮起，即为浮髌试验阳性，提示有中等量以上关节积液。

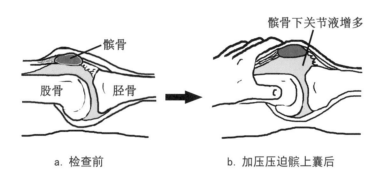

a. 检查前　　　　　　　　b. 加压压迫髌上囊后

图 8-25　浮髌试验示意

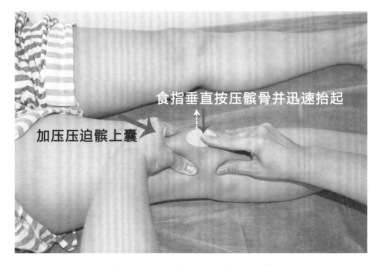

图 8-26　浮髌试验操作示意

（4）髌骨运动检查：①髌骨活动度检查：受检者取平卧位，股四头肌放松，膝关节完全伸直。检查者拇指和其余四指分别置于受检者髌骨的内缘和外缘，将髌骨内推或外推以检查髌骨的活动度，如图8-27a所示。②髌骨运动轨迹检查：受检者取坐位，从屈膝90°到完全伸直，反复屈伸膝关节，如图8-27b所示。检查者从前方观察髌骨运动轨迹，如果出现髌骨突然向外侧跳动或明显向外侧滑动，即为异常或阳性。

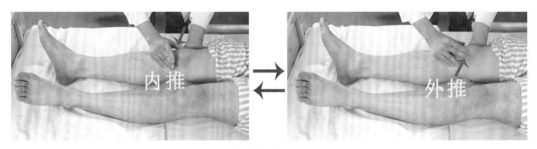

a. 髌骨活动度检查

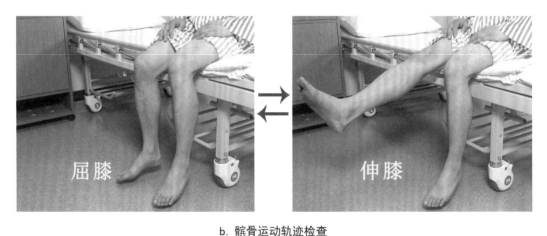

b. 髌骨运动轨迹检查

图 8-27 髌骨运动检查

（5）检查膝关节的运动功能（屈曲、前伸、内旋、外旋）：受检者取仰卧位或坐位，并配合做膝关节的屈曲、前伸、内旋、外旋运动（主动运动），如图8-28所示。或者检查者一手固定受检者大腿部位，另一手持受检者的小腿部或踝部进行多个方向的活动（被动运动）。

膝关节活动正常时可达屈曲120°～150°，前伸5°～10°，内旋10°，外旋20°。

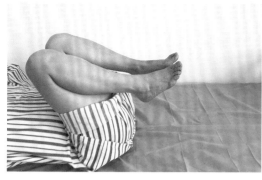

a. 屈曲

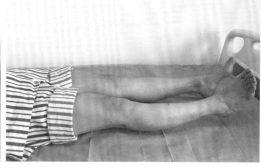

b. 前伸

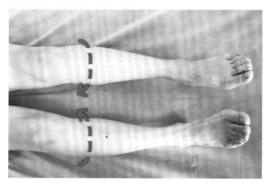

c. 内旋

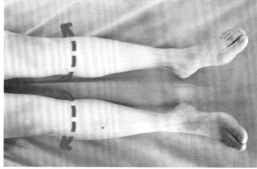

d. 外旋

图 8-28　膝关节的运动功能检查（主动运动）

7. 踝关节与足部检查

踝关节与足部检查可以让受检者取仰卧位、坐位或站立位，有时需嘱受检者步行来观察。

（1）观察踝关节与足部的外形：踝关节由胫骨、腓骨下端的关节面与距骨滑车构成，故又称为距骨小腿关节。足部有跗骨7块、距骨5块和趾骨14块。足踝部结构示意见图8-29。

（2）触诊踝关节及跟腱等：受检者取仰卧位或坐位，检查者触诊受检者踝关节前方和两侧（内踝和外踝等）、跟腱、足背、足底等，注意有无压痛、肿胀等，如图8-30所示。

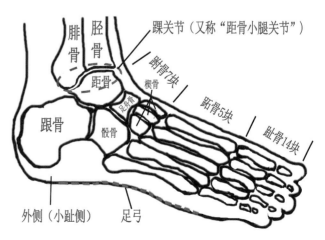

图 8-29　足踝部结构示意

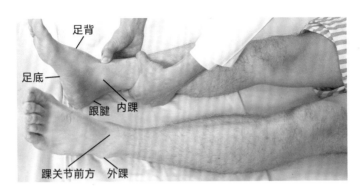

图 8-30　触诊踝关节

（3）检查踝关节与足部关节的运动功能（背伸、跖屈、内翻、外翻、内收、外展、屈趾、伸趾）：受检者取仰卧位或坐位，并配合做踝关节与足部关节的运动功能检查，主要是踝关节的背伸和跖屈、跟距关节的内翻和外翻、跗趾关节的内收和外展，及趾趾关节的跖屈（屈趾）和背伸（伸趾）运动（主动运动），如图 8-31 所示。或者检查者一手固定受检者的小腿部位，另一手持受检者的足部进行踝关节与足部关节的运动功能检查（被动运动）。

踝关节与足部关节的活动正常时可达：踝关节背伸 20°～30°，跖屈 40°～50°；跟距关节内翻 30°，外翻 30°；跗趾关节内收 25°，外展 25°；趾趾关节跖屈（屈趾）30°～40°，背伸（伸趾）45°。

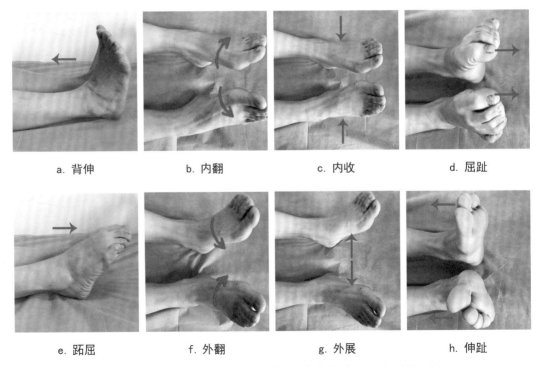

a. 背伸　　　　　　b. 内翻　　　　　　c. 内收　　　　　　d. 屈趾

e. 跖屈　　　　　　f. 外翻　　　　　　g. 外展　　　　　　h. 伸趾

图 8-31　踝关节与足部关节的运动功能检查（主动运动）

第一节　检查纲要

一、乳房检查

1. 视诊乳房。
2. 触诊乳房。
3. 触诊腋窝、锁骨上和颈部淋巴结。

二、肛门直肠检查

1. 检查体位（左侧卧位、肘膝位、截石位、蹲位等）。
2. 检查方法。
（1）视诊。
（2）触诊（即肛门直肠指诊）。

第二节　检查细则

一、乳房检查

正常儿童及男子的乳房一般不明显，乳头位置大约位于锁骨中线第4肋间隙。正常女性乳房在青春期逐渐增大，呈半球形，乳头也逐渐长大呈圆柱形。乳房的上界是第2或第3肋骨，内界起自胸骨缘，外界止于腋前线。

检查时应充分暴露乳房，有良好的照明。一般先视诊，然后触诊。

1. 视诊乳房

视诊内容包括双侧乳房的对称性、皮肤改变、乳头和乳晕、腋窝和锁骨上窝等。

对称性：先嘱受检者取站立位或坐位，观察双侧乳房的外形和对称性；然后嘱受检者上身前倾位、双臂高举过头、双手叉腰用力向内挤压乳房等，再进一步观察乳房的外形和对称性，如图9-1所示。

皮肤改变：乳房的皮肤有无发红、水肿、"橘皮"或"猪皮"样改变，有无溃疡、色素沉着或瘢痕等。乳房皮肤发红、水肿、"橘皮"或"猪皮"样改变见于乳腺癌或炎症。

乳头和乳晕：注意乳头的位置、大小、两侧是否对称，有无乳头内陷，有无分泌物等。乳头内陷可以是先天发育异常，也可能是炎症或肿瘤所致。肾上腺皮质功能减退时，乳晕常出现明显的色素沉着。

腋窝和锁骨上窝：有无包块、红肿、溃疡、瘘管和瘢痕等。

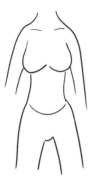
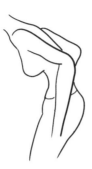
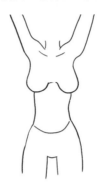
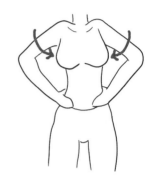

a. 自然站立位　　　b. 上身前倾位　　　c. 双臂高举过头　　d. 双手叉腰用力向内挤压乳房

图 9-1　乳房视诊体位示意

2. 触诊乳房

触诊乳房包括双侧乳房的四个象限、乳头及乳晕。

检查时，受检者一般取坐位，先两臂下垂，然后双臂高举超过头部或双手叉腰再行检查。受检者也可取仰卧位，用小枕头抬高肩部使乳房能较对称地位于胸壁上，以便进行详细的检查。需注意，仰卧位时小肿块可能陷入肋间隙而不能触及。

触诊乳房时先健侧后患侧。检查四个象限顺序为：外上（包括尾部）→外下→内下→内上，即左侧为顺时针方向，右侧为逆时针方向。触诊时，检查者的手指和手掌应平置在受检者乳房上，应用指腹，轻施压力（一般以能触及肋骨而不引起疼痛为宜），以旋转或来回滑动的方式进行触诊。检查者用拇指和食指触诊乳头，最后双手挤压乳晕对称部位观察乳头有无分泌物。触诊乳房顺序见图 9-2。

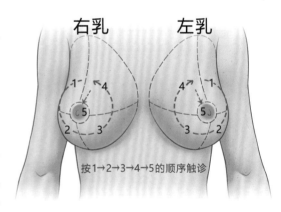

图 9-2　触诊乳房顺序示意

触诊乳房时，应注意乳房的硬度和弹性，及有无压痛、有无包块等物理征象。如果有包块，应注意包块的部位、大小、外形、硬度、压痛、活动度等。

3. 触诊腋窝、锁骨上和颈部淋巴结

触诊乳房后，还应仔细触诊引流乳房部位的淋巴结，主要是腋窝淋巴结、锁骨上淋巴结和颈部淋巴结，检查方法详见第二章"一般检查、生命体征、浅表淋巴结检查"。

二、肛门直肠检查

直肠全长约 12 ～ 15 厘米，下连肛管。肛管下端在体表的开口为肛门，位于会阴

中心体与尾骨尖之间。肛门和直肠的检查方法简便，常能发现许多有重要临床价值的体征。

1. 检查体位

检查肛门和直肠时可根据病情需要，让受检者采取不同的体位，以便达到所需的检查目的，常用的体位有左侧卧位、肘膝位、截石位、蹲位等，如图9-3所示。

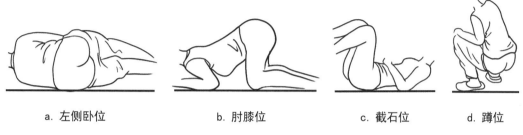

a. 左侧卧位   b. 肘膝位   c. 截石位   d. 蹲位

图9-3　肛门直肠指诊体位示意

2. 检查方法

（1）视诊：检查者用手分开受检者臀部，观察肛门及其周围皮肤颜色及皱褶，还应观察肛门周围有无脓血、黏液、肛裂、外痔、瘘管口或脓肿等。

（2）触诊：即肛门直肠指诊，检查者右手食指戴指套或手套，并涂以润滑剂（如肥皂液、凡士林、液状石蜡等），将食指置于肛门外口轻轻按摩，等受检者肛门括约肌适当放松后，再缓慢插入肛门、直肠内，如图9-4所示。先检查肛门及括约肌的紧张度，再查肛管及直肠的内壁，注意有无压痛及黏膜是否光滑、有无肿块及搏动感等。

肛门直肠指诊时应注意有无以下异常改变：①剧烈触痛，常因肛裂及感染引起；②触痛伴有波动感，见于肛门、直肠周围脓肿；③直肠内触及柔软、光滑而有弹性的包块（常为直肠息肉）；④触及坚硬凹凸不平的包块，应考虑直肠癌；⑤指诊后指套表面带有黏液、脓液或血液，应取其涂片镜检或做细菌学检查。如直肠病变病因不明，应进一步做内镜检查，如直肠镜和乙状结肠镜等，以助鉴别诊断。男性受检者在指检时还可触及前列腺与精囊，女性受检者则可检查子宫颈、子宫、输卵管等，必要时配用双合诊。肛门直肠指检对以上器官的疾病诊断有重要价值，此外对盆腔的其他疾病（如阑尾炎、髂窝脓肿）也有诊断意义。

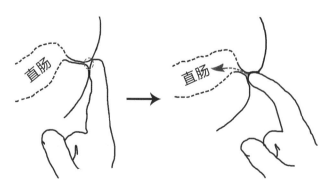

a. 检查者食指置于肛
　门外口轻轻按摩

b. 然后缓慢插入肛门内
　至直肠

图9-4　肛门直肠指诊示意

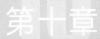

第十章
医学生在体格检查练习中的常见问题和建议

为了帮助医学生更好地学习和掌握体格检查技能，本章节将着重阐述医学生在体格检查练习过程中的常见问题，同时提供解决这些问题的一些建议。

一、在人文关怀和沟通技巧方面

1. 问 题

在体格检查练习过程中，有些学生对"病人"【练习时通常指标准化病人（standardized patient，SP）】缺乏人文关怀，缺少"医患"沟通；有些学生面对 SP 时会紧张、胆怯或不知所措等。

2. 建 议

（1）学校应该尽量提供比较真实的临床模拟场景，让学生能尽快地进入"医生"的角色。检查结束时，SP 或指导教师能及时给予指导、反馈，以便学生能及时纠正错误、改进不足、增强信心。

（2）学生应该尽量多练习，逐渐养成合格医生的医疗行为，最后达到习惯成自然的良好状态，具体主要表现在以下几个方面。

①沟通交流：要顺利完成检查，同时还要让病人满意，离不开良好的医患沟通，也就是检查前要向病人说明检查目的并请求配合，检查时要时刻关注病人的感受、询问病人有无不适或疼痛等，检查后要告诉病人或家属检查结果（这是病人或家属最渴望知道的信息）。

②保护隐私：检查前应请退非必要在场人员（如男医生检查女病人时需要有第三人在场）、拉好隔离帘或关好门窗、暴露身体范围要适当（既要保证检查的顺利进行又要注意病人的隐私保护）等。

③给予温暖：检查前温暖听诊器、检查者双手等（此动作虽小，但给予病人的是大温暖）。还有，在检查过程中要注意病人的保暖，暴露的身体范围不要过大、时间不要过长，尤其在天气比较寒冷的季节。

④帮扶协助：检查前后能帮扶病人上下检查床，防止病人摔倒；检查过程中能协助病人脱穿衣物、改变体位等。关于在检查过程中改变病人体位的问题，不论病人病情轻重，不论病人是否自动体位，都应该以最少次数的体位改变为原则。

二、在视诊方面

1. 问 题

在体格检查练习时，很多学生虽然知道首先要进行视诊，但常常忽视或者说不出具体要视诊哪些内容，导致不仅在临床技能考试时失分较多，而且在以后真实的临床诊疗过程中视诊也常常被忽视，由此可能导致漏诊或误诊。

2. 建　议

在操作之前专门记忆一下有关的视诊内容，如甲状腺视诊（甲状腺的大小、对称性等）、胸部视诊（胸廓外形和对称性；呼吸运动、节律和频率等）、心脏视诊（心尖搏动；心前区有无畸形、异常隆起和搏动等）、乳房视诊（双侧对称性；皮肤改变；乳头和乳晕；腋窝和锁骨上窝等）、腹部视诊（外形、对称性、皮肤、腹壁静脉、肚脐、呼吸运动、蠕动波、搏动、腹股沟区肿块、腹围等）等，在练习时要口述视诊内容、表述视诊的结果（如果学生不说，SP 也不知道是否已经视诊了有关内容，也无法给学生评估和反馈）。

三、在触诊方面

1. 问　题

（1）触诊前的准备不足：检查者（即指学生）忘记洗手或消毒、指甲比较长、手比较冰凉等。

（2）触诊深度或力度不合适：在进行触诊检查时，有些学生动作过于轻柔，缺少力度，害怕伤害"病人"；而有些学生动作又过于粗暴用力，使"病人"不舒服或感到疼痛，还有可能导致"病人"脏器损伤的严重后果。

（3）触诊手法不准确、方法不规范：通常在以下几个方面容易出现错误，即：用左手、右手还是双手，用指尖还是小鱼际，用滑动触诊还是按压触诊，是否需要配合吞咽，是平静呼吸还是要配合深呼吸等。

2. 建　议

（1）在接触病人前后，医生都必须洗手或消毒，以避免医院内的交叉感染，也要保护医生自己不被感染。作为医生，应避免留长指甲，触诊前要剪短指甲，因为长指甲难免会弄伤病人的皮肤，指甲内也容易残留病菌导致交叉感染。医生的手如果比较冰凉，不仅病人感觉很不舒服，而且还可能影响检查进程和检查结果（病人配合不好或肌肉紧张影响触诊结果），所以触诊前医生要先把手温暖，可以采用双手搓揉或用各种取暖设备使手温暖。

（2）检查的深度或力度是否合适，在有 SP 参与练习的情况下，建议和鼓励 SP 能及时给予学生反馈、指导和纠正。

（3）检查前，学生应认真学习并熟悉和掌握每一个触诊项目的检查方法，检查时尽量做到触诊手法准确、方法正确。

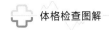

四、在叩诊方面

1. 问 题

主要存在叩诊手法不准确、叩诊音太轻、听辨叩诊音困难等问题。

2. 建 议

（1）俗话说"熟能生巧"，叩诊也需要多练习。

（2）要获得清晰响亮的叩诊音，叩诊时左手板指（中指第二指节）安放力度要适宜，不应轻放在皮肤上，应紧密接触叩诊部位（其余4个手指要稍微抬起勿与体表接触）；右手各指自然弯曲，中指末端指节（叩指）应垂直于左手板指及叩诊部位，以中指的指端垂直叩击左手中指第二节指骨的远端或末端指关节处，叩击时应以掌指关节及腕关节力为主（不要使用手臂的力量），叩击要灵活、短促而富有弹性，不要将右手中指停留在左手中指指背上。通常对每一叩诊部位需要连续叩击2～3下，用力要均匀，使产生叩诊音响基本一致，同时在相应部位左右对比以便正确判断叩诊音的变化。

（3）叩诊时要仔细辨听清音、鼓音、浊音和实音等叩诊音，并理解叩诊音变化的原因。

五、在听诊方面

1. 问 题

学生常常不清楚需要听诊什么声音，对正常听诊音不愿反复练习。

2. 建 议

（1）在练习前，学生应了解并记忆听诊内容，操作时能口述听诊内容、表述听诊到的结果。

（2）应加强对正常听诊音的练习，只有充分熟悉和了解了正常的听诊音，才能分辨或判断病理音。当然，同时可以增加病理音的听诊练习，有助于提高听诊能力，可使用音频学习资料或虚拟仿真模型，也可以适当安排时间去医院见习真正的病人。

（3）要珍惜每一次SP练习，一定要把SP当成一个"真实病人"，不能装模作样走走过场，要多听听、多比较不同人（胖的／瘦的、年老的／年轻的、男的／女的等）身上的听诊音，以提高自己的听诊技能。

六、在系统性和规范性方面

1. 问 题

有些学生缺乏整体观念，缺乏关于系统性（进行全身有系统的、全面的检查）和规范性（规范的操作）的体格检查对检查结果完整性、准确性及重要性的了解。

2. 建 议

（1）要充分了解人体是一个有机的整体，很多局部的临床表现可能是全身性疾病的某一个局部表现，不能哪里不舒服就只是检查哪里，而是要在关注全身的同时进行重点项目的检查。比如对主诉是"月经增多"的病人，不能只做妇科检查（限于妇科疾病），还要检查皮肤、口鼻黏膜有无瘀点瘀斑（有无全身出血性疾病）、有无贫血（有无再生障碍性贫血、急性白血病等血液疾病或失血性贫血）、有无黄疸或肝脾肿大（肝功能障碍可导致凝血功能障碍）等。只有全面了解了全身各大系统脏器的情况，最后才能进行诊断和鉴别诊断。

（2）在检查时，尽量要规范操作。如果不规范操作，可能会导致检查结果不准确或漏检。比如在检查腹部时，如果先进行触诊再进行听诊，那么触诊对肠道的刺激可能会导致肠鸣音增加；比如隔着衣服检查，可能会漏掉如皮疹、局部隆起等一些重要的体征，最后导致误诊或漏诊；比如检查了一侧肢体是正常的，而想当然以为另一侧也是正常的，没有认真进行双侧对比检查，最后导致误诊或漏诊等。

总之，作为医学生要充分了解体格检查在临床诊疗中的重要性，要多学习、多练习，要熟练、正确地掌握体格检查方法，不仅为了能通过各种临床技能考试，更为了将来能成为一名合格的医生。

参考文献

[1] 万学红，卢雪峰. 诊断学. 9 版. 北京：人民卫生出版社，2018.

[2] 欧阳钦. 临床诊断学. 2 版. 北京：人民卫生出版社，2010.

[3] 丁文龙，刘学政. 系统解剖学. 9 版. 北京：人民卫生出版社，2018.

[4] 崔慧先，李瑞锡. 局部解剖学. 9 版. 北京：人民卫生出版社，2018.

[5] 吴江，贾建平. 神经病学. 3 版. 北京：人民卫生出版社，2015.

[6] Mark H. Swartz. 诊断学：问诊与查体. 1 版. 范洪伟，黄晓明，李航，等主译. 北京：中国协和医科大学出版社，2015.

[7] Paula L. Stillman，华西医科大学，浙江医科大学，九江医学专科学校. 临床诊断学教程（中英对照）. 1 版. 北京：北京医科大学中国协和医科大学联合出版社，1995.

[8] 孔维佳，周梁. 耳鼻咽喉头颈外科学. 3 版. 北京：人民卫生出版社，2015.

[9] 陈金宝. 实用人体解剖图谱（躯干内脏分册）. 1 版. 上海：上海科学技术出版社，2015.

[10] 陈金宝. 实用人体解剖图谱（四肢分册）. 1 版. 上海：上海科学技术出版社，2015.

[11] Beverly McMillan. 图解人体大百科. 1 版. 刘庆奎，译. 北京：北京出版集团公司，北京美术摄影出版社，2013.

[12] Michael Zatouroff. 全身体征诊断彩色图谱. 2 版. 吕宗舜，等译. 天津：天津科技翻译出版公司，2006.

[13] 徐国成，韩秋生，颜玲. 人体形态结构图谱. 1 版. 北京：军事医学科学出版社，2014.

[14] 百度（搜索），网址：https://www.baidu.com/.

[15] 上海沃信喷画. 医学宣传挂图 – 人体结构器官解剖图. 2020.4.7 购买于淘宝网

[16] Frank H. Netter. 奈特人体解剖学彩色图谱（第 7 版）. 1 版. 张卫光，主译. 北京：人民卫生出版社，2019.

[17] 中国高血压防治指南修订委员会. 中国高血压防治指南（2018 年修订版）. 1 版. 北京：中国健康传媒集团，中国医药科技出版社，2018.

学习笔记